あなたが始める、はじめての在宅看取り。

NEW MEDICAL MANAGEMENT

諏訪免典子 NORIKO SUWAMEN

ぱる出版

まえがき　～寄り添い続ける看護師でありたいと思うようになった２つの原体験

寄り添い、患者とともに歩む看護師であり続けたいという強い決意を込めて、本書を書き上げました。本文でも触れましたが、私が看護師を続ける上で転機となった２つの体験があります。

私が看護師になって、初めて受け持った患者は36歳の女性でした。骨肉腫で家族には余命宣告されていました。その方は、私が日勤で勤務した日の午後に亡くなりました。その日のことは鮮明に覚えています。ご遺体を病室から解剖室へ運ぶため、ストレッチャーに移乗して、廊下を通り、２つのエレベーターを乗り継いで解剖室へ向かいました。ご遺体を運んだ最初の体験でした。死の国に誘うかのような、あの時の体験は今でも忘れることはできません。30年ほど前の出来事です。

その後、勤務していた病院が、訪問看護ステーションを新設することになりました。私は訪問看護をしたいと看護部長へ願い出ました。訪問看護で受け持った最初の患者Ａさんが、今も私の背中を後押ししているように思えてなりません。

Ａさんは自宅で最期を迎えたいと希望し、家族も同意していましたが、病状は思わしくありません。夜間、Ａさんの呼吸状態が急変しました。Ａさんの奥様は混乱しました。

それでも、救急車を手配し、病院に搬送しました。

訪問看護師として病室を訪ねると、Aさんの奥様は「家に連れて帰りたい」と強く申し出ました。主治医は家族に「帰る途中に急変の可能性があります」と説明しました。「連れて帰りたい」と懇願する妻に息子夫婦が同調し、主治医が同意しました。主治医は病院の救急車を手配しました。Aさんは自宅に戻りました。

Aさんは自宅に戻ると、家族の呼びかけに開眼しました。ふっと息を吐き「家だ……」と優しく穏やかな笑みを浮かべた最期の一言でした。帰宅して15分後のことです。夏の盛り、自宅で迎えた最期でした。

本書は、大きく4つに分かれていますが、どこから読んでいただいてもかまいません。それぞれのテーマに合わせて記述しましたので、例えば、看護師の役割に関する事柄などは他の箇所でも繰り返し書かれているとお思いになるかも知れませんが、それぞれのセクションごとに理解を促進していただけるよう工夫しました。

限られた看取り期の時間を誰とすごすのかは極めて重要なことです。それゆえに、家族と共にすごすこと、家族による看取りケアは大切です。

しかしながら、病状悪化により病院へ搬送することもありますし、介護施設で最期を迎える人もいます。死を迎える場所が、病院あるいは介護施設であるとしても、さながら慈しんだ自宅で最期を迎えるような懇《ねんご》ろな看取りケアが求められます。

すべての人が大往生ということにはならないでしょうし、延命などの治療を希望しない人もいるでしょうが、誰もが最期まで人間らしく生きたいと願うのではないでしょうか。

本書の主題は、別れの日に向けて、「あなたが始める、はじめての在宅看取り。」です。自宅で最期を迎えたい人に寄り添い、旅立ちの日のために悔いのない看取りをしていただきたく、私の経験知と専門の知見をなるべく易しく纏めました。どうか、お手にとって下さい。

諏訪免 典子

あなたが始める、はじめての在宅看取り。●もくじ

第4章　看取りケアの質をさらに向上させるために実践したいポイント

第1章

なぜ、いま「在宅看取りケア」のスキルが必要なのか

在宅医療、在宅における看護、
そして在宅における看取りを真摯に考える時が来ている理由

1-1 死に場所が病院から自宅（在宅）に変わるとどんな医療・看護が必要になるのか

マスコミは２０２５年以降を「死の本番」と表現しています。

２０２５年には団塊世代が75歳を超えて、後期高齢者の人口は約2千万人を超えると想定されています。その後は、これもマスコミが名づけた用語ですが、「多死時代」の到来です。

最期を迎える場所はどこでしょうか。

本人の望むとおりに死に場所を確保することができるでしょうか。

1　どこで最期を迎えるか

死に場所は、病院、介護施設あるいは自宅でしょうか。

１９５０年代までは、80％以上が在宅死でした。

70年代後半になると在宅死よりも病院での死が多くなりました。

２０００年代に入ると、死に場所の内訳は、病院81・０％、ナーシングホーム・ケア付き住宅２・４％、自宅13・９％（医療経済研究機構２００２年発表）となります。

（1）国策は在宅死の流れに

厚生労働省は、国策として医療費抑制に向けて病床数削減を図りつつ、「在宅死」（2038年、介護施設での死亡を含む）を40％に引き上げることを方針として地域包括ケアシステムを打ち出しました。

在宅死40％を実現する仕組みが地域包括ケアシステムであり、住まい、医療、介護、予防、生活支援を地域で一体的に提供するシステムです。

（2）看取りケアはどこで行うか

死に場所もさることながら「看取り期」はどこでケアを受けたらよいのでしょうか。また、看取り期の「前のケア」はどうしたらいいのでしょうか。最期の場所の確保ができない、いわゆる「看取り難民」が大量に発生しそうだという報道もあるほどです。

それなら、看取りケア以前も自宅でのケアとなるのかも知れません。病院における医療の後は、**在宅における診療（訪問診療）**、**在宅での看護（訪問看護）**そして在宅における**看取りケア**の実践です。

（3）最期まで

厚労省の方針は、社会保障制度改革国民会議が2013年8月に「病院完結型から地域全体で治し、支える地域完結型へ」（提言）が基盤になっています。地域包括ケアシステムは「住み慣れた地域で最期までその人らしく」がコンセプトです。さまざまな調査で、在宅死を望む国民が多い現実に合致しているとはいうものの、病床数の削減によって医療費を抑制するということも目的の1つと考えることができます。

在宅における診療、在宅での看護、在宅における看取りケアのいずれも家族の存在および家族としての役割が重要です。ところが、老老世帯や独居世帯が増えていますから、在宅における診療、在宅での療養、在宅における看取りケアは容易なことではありません。また、「畳の上で死にたい」という考え方はいまでも残ってはいるでしょうが、現実は過去の社会の出来事になりつつあります。

在宅における看取りを体験している人は多くありません。在宅における看取りが身近なものでなくなったことから、自宅で看取るための死生観が観念的なあるいは抽象的な概念としてしか形成されていません。その結果、家族として、看取りに対する心構え、さらには延命治療に関する判断もしづらいのです。

2　地域医療

既に診療報酬改定で、主治医機能の確立を目的とした、地域包括診療料と地域包括診療加算が行われています。診療所および中小病院（200床以下）を対象として、24時間対応、常勤医師3人以上（診療所の場合）、2次救急指定病院または救急告示病院（病院の場合）などが算定要件です。

（1）在宅医療の推進

財源が乏しいという理由で入院期間を短縮することは、そもそも医療の原理からいっても、地域における医療のあり方として課題があります。そこで、病院における看護と同質の看護実践が可能かが問われます。病院に入院して受ける医療の質を在宅で確保することは困難とはいえ、在宅における訪問医療の充実のみならず訪問看護ステーションの拡充が欠かせません。

機能強化型訪問看護ステーションは、24時間対応体制加算やターミナルケア加算などの届け出を算定要件として、機能強化型訪問看護管理療養費の申請ができることになっています。

日本看護協会は機能強化型訪問看護ステーションの増設を推奨していますが、困難な現実もあるようです。例えば、訪問看護師の確保と退職防止が簡単ではないからです。

それというのも、訪問看護ステーションに勤務する多くの看護師の前勤務先は、急性期病院勤務者です。

急性期病院を退職した主な理由の一つが、結婚・出産・育児などによって夜勤が困難になるというものです。機能強化型訪問看護ステーションとして24時間体制に移行するとしたら、急性期勤務と変わらないことになりますので、退職につながりかねないからです。

（２）病院診療に対する受け皿としての介護

そこで、在宅医療と並行して介護施設が受け皿になれるかが課題となります。患者および家族の認識としては、最期は病院、死に場所は病院という考えがあるためか、介護施設、さらには在宅での看取り体制が十分に整備されていないのが現状です。

制度上は医療と介護の関係は、連携から多職種協働さらには一体化へと進みつつあるのですが、医療現場では医療と介護は異なるとか、医療は上手（かみて）、介護は下手（しもて）という考え方が根強いのです。

医師の社会的評価あるいは専門性の高さから見て理解できないことではありませんが、多職種協働の組織を作り出すことを困難にしているばかりか、医師を頂点とした階層型の組織を変えることが容易ではないからです。つまりは協働と呼べる体制はなかなかできません。厚労省は、２０２５年までに介護職を１００万人増員しないと、高齢社会を支えきれないと推計していますが、現実は介護職を１００万人増員する社会的仕組みはできあがっていません。

（3） 医療費の抑制

国民医療費は年間ほぼ40兆円、その抑制策の中核が地域包括ケアシステムです。病院から地域へ、医療・介護の連携はまだまだの状態です。地域包括ケアシステムを有効に機能させるためには医療機関と介護施設だけではなく、地域住民の参画が必須です。

地域住民の参画とはいうものの、自治体の後押しは当然としても、地域に助け合いの慣習がないと容易なことではありません。

自治体としては、介護予防などにＮＰＯやボランティアにも期待したいところでしょうが、ボランティアに対する意識はあるものの参画がさほどではないこともあり、活動の継続性が覚束ないのが現実です。

（4） 在宅での医療、在宅での看護、在宅での看取りを考える時代が来ている

医療費の抑制のために、医療費と介護費の負担と給付の見直しが行われていますし、負担と給付の見直しは医療と介護に対する重要な施策として位置付けられています。

しかし、見直しがなされるまで、さらには、医療と介護に対する有効な施策を構築するまで、死なないで下さいということはできない相談です。最期の場所としてどこを選ぶのか、そしてどんな看取りケアの体制を望むのか、今や、在宅における医療、在宅における看護、そして在宅での看取りを真摯に考える時代が到来しています。

1-2 「いきなり在宅看取り」と言われてとまどっている人のためのひとむかし前の家庭の看取りの基礎知識

病院におけるターミナルケアの目的は、まずは救命です。点滴、酸素、膀胱留置カテーテルなど管に繋がれて生命を維持していますが、トイレに行けないなど我慢も強いられています。

かつて、庶民は向こう三軒両隣で助け合って生活をしていました。人の誕生、病気、怪我そして死いずれも近隣が互助し合っていました。人として人を看取ることの大切さを伝承していたのも地域社会でした。

地域社会に加えて、看取りの心を育み、看取りの作法を教示したのは旧制の女子教育機関でした。高等女学校は、旧制の女子教育機関のことですが、高等女学校は家庭婦人としての技芸教養の習得の場でした。日本人によって設立された私立女子教育機関として、最も古い歴史を持つ教育機関は後の跡見女子大です。創立者跡見花蹊は、教え子たちを実の娘のように慈しみ、女性として、人としてのあり方を教え導きました。また、実践教育として知られる実践女子大は、品格のある「賢母良妻」を育成することによって、女性が家庭内で果たしている母や主婦としての役割の重要性を広く世の中に喚起し、女性の家庭内での地位と女性に対する社会的な評価を高めました。

そこで、学校教育で教えていた看取りです。例えば、「先（ま）ず臥褥（がじょく）を整理し、見苦しい有様（ありさま）の無いようにして、静かに」（家政講話）あるいは「親愛をつくし、安然の終命を遂《せ》しむる」（派出看護婦心得）などです。

戦前の在宅における看取りは、「親愛をつくし、安然の終命を遂しむる」、です。看取り方法、死に逝く人に対する看護の仕方を先人の実践に学び、在宅における看取りケアの指針の一つにしたいと思います。看取りケアを行う看護師として何をすべきかが専門職として重要なことですが、更に大切なことは、死に逝く人にとって快適な環境を保つように横臥する部屋ばかりではなく周囲を整えて、穏やかな死を迎えていただくことです。

先人は、人間の居る空間を「座って半畳、寝て一畳」とたとえていましたが、看取り期の活動空間は、まさに半畳、一畳です。狭い空間を最高に快適な環境に整えることができるのか、これこそ、在宅における看取りケアの最大の課題ではないでしょうか。

看取りケアを行う看護師は何をなすべきか、看取りケアを受ける人はどのように死を迎えるのか、両者は相対の関係ですが、関係性を繋ぐものはたぶん「享受」ではないでしょうか。

享受は、受け修めて自分のものにすることです。あるいは、享受とは、精神的に優れたものや利益などを受け入れて味わい楽しむことです。死に逝くための「美の享受」が看取りケアではないかとさえ思えてなりません。

そうなると、看取りケアを担当する看護師に求められることは、「生きること、死に逝くこと」、つまりは死生観です。「死」は誰にでも訪れますが、元気なときには、「自分が」死ぬなど思いたくもないこともあって、死と向き合うことはほとんどありません。そこで、どのように死と向き合うのか、死の瞬間までどのように生き抜くのか、これこそがその人の「死生観」です。そして、「死生観」は誰もが養うべきものではないでしょうか。死は誰でも初めてのことです。死は怖い。心の準備をしないで死を迎えるのは怖さや不安が募ります。死に対する恐怖、畏れ、不安、葛藤はそう容易く払拭できるものではありませんが、緩和あるいは軽減するために必要となる心の枠組みが死生観です。

死生観は死に逝く人ばかりではなく家族にも問われることです。最愛の人との別れ、近親者の死、死を受け入れるために死生観が問われます。

死生観は、自分の中で死を受け入れ、死に対する畏れを払拭したり軽減したりすることができるのではないでしょうか。本人、家族と訪問看護師それぞれの死生観を同じにすることはできないまでも、互いが認め合う範囲で共有することはできると思います。本人、家族と訪問看護師が共有する死生観によって、命の看取りをすることが在宅における看取りケアであると思います。

ここで、私が在宅で看取りケアを行った体験を聴いて下さい。私が看取りケアをはじめて実践したのは25年前のことでした。当時、私は訪問看護ステーションに勤務していました。その折、看取りケアは最も重要なケアの1つと自覚することができた体験があります。それは、在宅で看取った60歳代の方とその家族との出会いでした。

そして四半世紀、私が著書『看取りケアの基本スキルがよくわかる本』を出版した直後、1通の手紙を受け取りました。

「私の心はあっという間に当時に戻りました。主人の手の温もりを感じます……。諏訪免さんが床擦れ処置の仕方を書いてくれた用紙をアルバムに大切に挿んでいます。ページを開くと、あのときの消毒の匂いがします。退院後、主人が自宅で過ごしたのは10か月。主人を看取ってから長い月日が過ぎました。あのときは懸命でしたし、悲しく辛い日々でした。それでも、主人に寄り添った最期までの幸せな時間です。今も色褪せることはありません。」

看取りは死出への人生の最期、一会一期です。病棟勤務のときにも患者の最期の看護を行っていましたが、訪問看護ステーションに勤務して在宅での本人の死に向き合ったときには、病院での体験とは違うものを感じました。

病院ではベッドサイドのケアとして患者と向き合っていました。在宅では、療養の世話というよりも「寄り添う」という体感でした。

病院では「終末期医療の補完としてのケア」でした。在宅での看取りは本人の全人格に寄り添い、人生最期のひと息の息吹を聴くためのケアでした。それにしても、本人と向き合い、寄り添うことができても三途の川を共に歩むことはできないという、あたり前のことを在宅の看取りケアで実感しつつ学びました。

最期を超えて共に歩むことができない、決して還《か》えることができないケアが看取りケアである、心に刻みつけたあの日のその方の最期が私の在宅での看取りケアの原点です。

1-3 在宅医療におけるキーマンは看護師

病院医療のリーダー（leader）は医師、コー・リーダー（co-leader）は看護師です。「co」には「共に」という意味がありますが、看護師の業務は大別すると2つ、療養上の世話および診療の補助です。

このうち、診療の補助の業務については、医師がリーダー、看護師がフォロワーです。しかし、診療と並行して欠かせない患者に対する療養上の世話については、看護師がリーダーです。ここまでの関係性は、法的には医師法と保健師助産師看護師法（以下、保助看法）が根拠です。

つまりは、患者に対しては医師がリーダー、看護師はコー・リーダーということになります。病院医療の医師と看護師の関係性は在宅医療においても付合するものの、在宅医療においては療養上の世話に力点が置かれます。両者はリーダーおよびコー・リーダーの関係性よりも連携関係に近くなります。在宅医療におけるキーマンは看護師ということになります。

1 在宅医療

(1) 在宅医療は3つに区分できる

在宅医療はセルフケア的な医療です。広義から狭義まで3つの区分があります。最も広い意味では、病院に入院して治療を受ける医療のほかはすべて在宅医療です。病院外で行う医療全般が在宅医療です。

次に広い概念は、自宅療養です。通常は、在宅医療と言います。自宅で医療機関が処方した薬を飲む、外来で注射をする、処方してもらった薬を服用しつつ職場に通うなどの自宅療養は在宅医療です。

狭い意味では、医療者が通院困難な患者の自宅を訪問して処置をすること、介護施設などに医療者が訪問して治療をすることが在宅医療です。

在宅医療は、セルフケア的な医療ですが、狭い意味での在宅医療はセルフケア的に加えて医療者がサポートする形式です。在宅医療には訪問看護が重要な役割を担います。

訪問看護とは訪問看護ステーションによる看護のことです。怪我や病気あるいは障がいのある人が住み慣れた地域、そして家庭など生活の場所で療養生活を送れるように、看護師等がサポートする形式です。

看護師等がその人の生活の場を訪問し、ケアを提供します。その人の自立を援助し、療養生活をケアする看護サービスです。

（2）往診と訪問診療

往診は、医師が突発的な怪我や病気を診療するために患者宅に往き、治療することです。訪問診療は、医師が患者宅を訪問するために、診療計画を立てて、月に2回程度、定期的に訪問し診療をすることです。往診にも訪問診療にも医師は看護師をおおむね帯同します。

訪問診療における看護師の役割は、診察の補助、患者の療養上の世話です。療養環境の整備、看取りケアの実践、最期の迎え方、家族との対話などさまざまなケアやサポートをします。

往診や訪問診療と訪問看護は何が違うのでしょうか。違いは現場（患者宅）に必ず医師がいるのが往診や訪問診療であり、訪問看護は看護師単独です。病気や怪我は待ってはくれませんので、往診や訪問診療は、24時間３６５日体制ですが、夜間のオンコールには、看護師が帯同することは少なく、大概は医師が単独で出向いています。

2　訪問看護ステーション

訪問看護ステーションに所属する看護師のことを、通常、訪問看護師と言います。

訪問看護師が自宅を訪問して、療養生活を支援し、患者の状態に応じた看護を提供します。

（1）訪問看護師の業務

在宅において、病院の看護師とほぼ同じような看護業務を行います。保助看法による看護師の業務である療養上の世話および診療の補助です。

①病状の観察
②医師の指示による医療処置
③医療機器の管理
④褥瘡（床ずれ）予防・処置
⑤リハビリテーション
⑥認知症ケア
⑦看取りケア
⑧家族等からの相談対応や助言
⑨ケア方法の指導

（2）医師の指示による医療処置

前記の業務のうち、医師の指示による医療処置は、現場（自宅）に医師がいないことが大半ですから、単独行動となるために、診療の補助に関する経験と知見が求められます。

（３）多職種による連携

訪問看護ステーションは、訪問看護師が中核的な存在ですが、地域や家族からの要請に応じて、次のような職種による多職種の連携のステーションでもあります。

①看護師
②准看護師
③保健師
④助産師
⑤理学療法士
⑥作業療法士
⑦言語聴覚士

1-4 病院医療と地域医療

病院医療と地域医療の違いを確認しておきましょう。

1　病院医療と地域医療の違い

（1）課題解決型か課題支援型か

病院医療は、生命の危機回避、生命の安全性確保、予後の適切対応など専門的な治療を早急に行う必要があります。いきおい、アプローチは**課題解決型**です。

地域医療は、維持期の状態が多く、その人がその人らしく生きていくことを支援するために、多くは**課題支援型**の対応です。課題を医療者が専権的に解決するのではなく、医療者が本人や家族と課題を共有し、ともに解決する「支援型」に重きが置かれます。

（2）ホームタウン

病院医療は医療者にとってホームタウンでの医療です。ホームタウンとは、スポーツチームクラブが本拠とする地域のことです。「ホーム・アンド・アウェー」の感覚からすると、地域医療は病院医療に対するアウェーのビジターです。病院医療は患者にとってはビジター、地域医療は患者にとってはホームタウンです。

在宅医療、訪問看護において患者の自宅を訪問するときには、医療者はホームタウンである病院と同じ態度ということにはならないのです。医療者がホームタウンのごとき振る舞いをしていては、患者や家族との親和性（ラポール）を築くことは難しくなります。

（3）禁じ手

ビジターが我が物顔では人として具合が悪いですし、病院医療では許されていたとしても在宅では不快感どころか嫌悪感を抱かせてしまいかねません。

例えば、次のような行為は禁じ手なのです。

①家族をないがしろにする。
②家族にタメ口をきく。
③靴や靴下が汚い。
④汚れや泥がついた衣服のまま入る。
⑤治療やケアのために借用した備品や用品を元の場所に戻さない。
⑥断りもなく、洗面所を使う。
⑦家の隅々に立ち入る。
⑧家具の配置を了承を受けることなく変える。

（4）備品・用品の品揃え

病院医療は、機器・備品・用品の揃い踏みですが、地域医療ではそうはいきません。地域医療では、代用と知恵と工夫によってその場で対応することになりがちです。在宅にある物を工夫し、活用することになります。

2　連携の仕方およびアプローチの違い

病院医療と地域医療とでは、チームの連携の仕方およびアプローチに違いがあります。

（1）チームの連携の仕方

病院医療は、「チーム医療」型連携が多いのですが、地域医療では**「多職種チーム」型連携**です。

①チーム医療型連携

病院医療における連携は、主治医、看護師、リハビリ、ソーシャルワーカー、薬剤師、管理栄養士、放射線技師など医療の専門職がチーム医療を形成します。

チーム医療とは、一人の患者に複数のメディカルスタッフ（医療専門職）が連携して、治療やケアに当たることです。

異なる職種のメディカルスタッフが連携・協働し、それぞれの専門スキルを発揮することで、入院中や外来通院中の患者の治療とともに、生活の質（ＱＯＬ）の維持・向上、患者の人生観を尊重した療養の実現をサポートします。

②多職種チーム型連携

地域では医療専門職に介護専門職が参画し連携が必要になります。

地域で連携する専門職は、主治医、歯科医師、看護師、薬剤師、管理栄養士、リハビリ、介護職、ケアマネジャーなど直接的に医療や介護を担当する専門職のみではなく、介護タクシー、大工、設計士、患者の勤務先の担当者、患者の近隣者、民生委員、弁護士など文字通り多職種によるチーム型連携です。

その人らしい生活を支援するためには、必要に応じて、医療職や介護職のほかに、乾物屋、魚屋、八百屋、果物屋、スーパーやコンビニさらにはスポーツクラブなども多職種によるチーム型連携に加わります。

（2）アプローチの相違

病院医療では疾病や疾患に対する治療、機能障害への治療が優先されます。地域医療では生活の支援も力点になりますから、活動（activities）や参加（participation）に重きが置かれます。

地域社会において、ＱＯＬを維持し、向上させることが重要であるからです。ＱＯＬ

を維持し、向上するということはＡＤＬの改善にも配慮しなければならないのです。

例えば、棚に載せてある物がとれないで生活に不便を感じていて、家族に依頼している場合、ＡＤＬに支障が生じていてＱＯＬが低下していますから、維持し、向上させるプログラムが必要です。

摂食・嚥下機能が低下したものの家族と会食したいという場合には、機能を改善することによってＱＯＬは向上します。

1-5 在宅医療と地域包括ケアシステム

地域包括ケアシステムの主体は在宅医療です。在宅医療を構成する機能は、主として次の4つがあります。

「居宅介護支援事業所」
「地域包括支援センター」
「在宅診療（在宅医療）」
「訪問看護ステーション」

（1）居宅介護支援事業所

居宅介護支援事業所は、利用者が可能な限り自宅で自立した日常生活を送ることができるようケアマネジャーが、利用者の心身の状況や置かれている環境に応じた介護サービスを利用するためのケアプランを作成し、そのプランに基づいて適切なサービスが提供されるよう、事業者や関係機関との連絡・調整を行います。

居宅介護支援事業者は、特定のサービスや事業者に偏らないよう、公正中立に行うこととされています。

居宅介護支援事業所は医療法人などによって運営されています。

（2）地域包括支援センター

地域包括支援センターは、市区町村が設置主体となり、保健師・社会福祉士・主任介護支援専門員等を配置して、3職種のチームアプローチにより、住民の健康の保持および生活の安定のために必要な援助を行うことにより、保健医療の向上および福祉の増進を包括的に支援することを目的とする施設です。（介護保険法第115条の46第1項）

主な業務は、介護予防支援および包括的支援事業（①介護予防ケアマネジメント業務、②総合相談支援業務、③権利擁護業務、④包括的・継続的ケアマネジメント支援業務）で、横断的な連携ネットワークを構築して実施します。

地域包括支援センターは介護度がついていない場合にも相談などが行えるので、入院して退院後の相談などにも応じてもらえます。

（3）在宅診療・在宅医療

在宅診療・在宅医療は、緩和医療などのために医療者が通院困難な患者の自宅もしくは介護施設などを訪問して医療を行うことです。広義には、「病院外」で行うすべての医療のことです。

（4）訪問看護ステーション

訪問看護ステーションは、病気や障がいを持った人が住み慣れた地域や家庭で、その人らしく療養生活を送れるように、看護師等が生活の場へ訪問し、看護ケアを提供し、自立への援助を促し、療養生活を支援するケアサービスです。

1-6 訪問看護と医師の指示書

在宅医療を支える訪問看護と医師の指示書についてみていきましょう。訪問看護は、医療保険と介護保険の公的保険を利用して受けることができる看護・介護のケアサービスです。看護・介護のケアサービスを受けるためには指示書が必要になります。

（1）訪問看護指示書とは

訪問看護は医療保険と介護保険の公的保険を利用して受けるケアサービスですが、主治医の訪問看護指示書が不可欠です。同指示書は、主治医が診察した結果として、疾患名、病状、必要な処置の指示や注意事項などを記載するものです。

①医療保険を利用する場合

主治医は、患者を診察した結果、訪問看護指示書を作成し、交付します。指示の期間は最長6カ月まで、主治医が月1回300点まで算定できます。

訪問時間は30分~60分、週に3回程度の訪問になります。対象は40歳未満の者および40歳以上の要支援者、要介護者でない患者、在宅で継続的な療養を受ける状態で通院が困難な場合です。

要介護、要支援の認定を受けた患者は、介護保険を利用するのが通常ですが、医療保険を利用し、週4日以上の訪問、2か所以上の訪問看護ステーションの利用が可能になるなど厚生労働大臣が定める疾病等があります。

厚生労働大臣が定める疾病等は、末期の悪性腫瘍、多発性硬化症、重症筋無力症、スモン、筋萎縮性側索硬化症、脊髄小脳変性症、ハンチントン病、進行性筋ジストロフィー症など20あります。また、気管カニューレなどの管理を必要とする患者、精神科による訪問看護を要する患者、急な状態悪化などで特別訪問看護指示期間におかれている患者は医療保険を利用することになります。

②介護保険を利用する場合

本人や家族が、主治医に訪問看護の希望を伝え、主治医が必要であると認めた場合、居宅介護支援事業所のケアマネジャーがケアプランに訪問看護を組み込みます。

③訪問看護ステーションは、主治医から訪問看護指示書を受けケアマネジャーが作るケアプランに沿って、看護師が訪問看護を行います。

介護保険のサービスを利用するためには、本人が居住している市区町村に申請し、要介護1～5、または要支援1～2の認定を受けていることが前提です。

④第1号被保険者は、65歳以上で要支援、要介護と認定された患者

⑤第2号被保険者は、40歳以上65歳未満の16特定疾病疾患（がん末期、関節リウマチ、筋萎縮性側索硬化症、後縦靱帯骨化症などの16疾患）の患者です。

急性増悪、退院直後など頻繁な訪問が必要となる場合には、医療保険を利用するに際して特別訪問看護指示書が必要です。訪問看護指示書が交付されている患者が対象です。同一の主治医が交付します。

（2）特別訪問看護指示書

また、介護保険を利用していた患者の場合、急性増悪、退院直後など、頻繁な訪問が必要となる時点で、医療保険へと変更申請が必要です。

①指示期間は主治医の診察から14日間です。

②原則として月1回の交付で、主治医は100点の算定ができます。

③気管カニューレ挿入、真皮までの褥瘡がある患者は月2回の交付が可能であり、連日の訪問看護を受けることができます。

④月をまたいだ場合、持ち越した指示期間に加えて2回交付が可能です。

⑤厚生労働大臣が定める長時間の訪問を要する者に関する対応があります。「人工呼吸器を使用している状態にある者、（人工呼吸器を装着していない）長時間の訪問を必要とする15歳未満の超重症児・準超重症児、特別訪問看護指示書を受けている者、急性増

悪や終末期、気管カニューレ、真皮を超える褥瘡、特別な管理を必要とする患者の対象者には1回の訪問看護の時間が90分を越える長時間看護、週1回まで（超重症児・準超重症児は週3回まで）」、長時間訪問看護加算として、保険で対応することができます。

（３）在宅患者訪問点滴注射指示書

週3回以上の点滴が必要と認められた場合は、在宅患者訪問点滴注射指示書が必要です。

①指示書の有効期限は指示日から最長7日間までです。

②月に何回でも交付が可能です。

③点滴手技の指導などで、週３日以上の訪問をした場合でも、在宅患者訪問点滴注射管理料として主治医が60点を算定することが可能です。ただし、ＩＶＨ（中心静脈カテーテル）は対象外です。

（４）精神科訪問看護指示書

訪問看護ステーションが精神科訪問看護基本療養費（Ⅰ）～（Ⅳ）およびその加算を算定するときに交付されます。

①保険医療機関で精神科を担当する主治医が交付できます。

②月１回３００点を算定することができます。

③精神科訪問看護指示書の交付を受けた場合、訪問看護指示書は不要です。
④精神障害を有する者を訪問し、訪問看護基本療養費（Ⅰ）～（Ⅲ）およびその加算算定の場合は、一般の訪問看護指示書の交付が必要です。
⑤厚生労働省は平成28年に「訪問看護療養費に係る指定訪問看護の費用の額の算定方法の一部改正に伴う実施上の留意事項について」という通達を出しました。
　精神科訪問看護基本療養費について／精神科訪問看護基本療養費を算定する場合には、特定の精神疾患を有する者に対する看護について相当の経験を有する保健師、看護師、准看護師又は作業療法士が指定訪問看護を行うこととなっています。
1. 精神科を標榜する保険医療機関において、精神病棟又は精神科外来に勤務した経験を1年以上有する者
2. 精神疾患を有する者に対する訪問看護の経験を1年以上有する者
3. 精神保健福祉センター又は保健所等における精神保健に関する業務の経験を1年以上有する者
4. 専門機関等が主催する精神保健に関する研修を修了している者
　精神科訪問看護基本療養費が新設され、精神疾患の患者とその家族が訪問看護の対象者となりました。

1-7 在宅医療と看護師

人生の最終段階の医療・ケアの決定プロセスにおいて、看護師は重要な役割を担うことになります。

1 地域完結型医療体制とは何か

人生の最終段階の医療・ケアの決定プロセスはどのようにしたらいいのでしょうか。

厚労省が進める地域完結型医療体制は、医療、看護、介護そして在宅医療に携わる専門職にとって真摯に受け止める課題です。その中核に位置するものが、「人生の最終段階の医療・ケアの決定プロセスガイドライン（新ガイドライン）」（厚労省）です。

・2007年、終末期医療の決定プロセスに関するガイドライン（旧ガイドライン）
←
・2014年、地域包括ケアシステムの構築（地域医療介護総合確保法）
←
・人生の最終段階の医療・ケアの決定プロセスガイドライン（新ガイドライン）

人生の最終段階の医療・ケアの決定プロセスガイドラインは、人生の最終段階における治療に関するガイドラインです。

人生観、死生観は多様化しています。医療現場では終末期医療のあり方が課題となりました。

２００７年には「人生の最終段階における医療の決定プロセスに関するガイドライン」が公表され、２０１８年に改訂版が示されて名称に〝ケア〟が加わりました。

人生の最終段階におけるよりよい医療の実施に向けて作られたのが「人生の最終段階における医療・ケアの決定プロセスに関するガイドライン」です。

患者の意思決定を支援し、実現する緩和ケアなどの医療体制を整えていくことが求められています。

①協力体制の構築

医師、看護師、ケアマネジャーなどの医療・介護スタッフがチームとなって、早い段階から患者や家族を支えてともに協力し合うことを求めています。

②プロセスのガイドライン

ケアの実施、変更、中止などを、患者の意思に基づいて行うためのプロセスを示しています。

③適切な情報の提供と説明

プロセスにおける前提は、医療従事者から患者に、適切な情報の提供と説明がなされていることです。

④意思が確認できる場合

患者の意思が確認できる場合には、患者と医療従事者とが十分に話し合い、患者が意思決定をします。

文書にまとめ、患者の意思決定に基づいて多職種によるチームが医療・ケアを提供します。

患者が拒まなければ、決定内容を家族とも共有します。話し合いは一度だけで終わるものではありません。病状が変化したときなどには意思や思いが変わることがあります。患者に説明し、再度意思を確認します。それをチームで共有して実践することも示されています。

⑤意思を伝えることができない場合

患者が意思を伝えられない場合があります。患者が自らの意思を伝えられない場合には、患者が何を望むかを想定することが重要なことです。

家族の内から患者の意思を推定する人が決められていた場合には、家族から情報を得て、患者が何を望むかを想定し、最善の方針をチームで話し合うことです。家族がいない場合や、家族が判断を医療・ケアチームに一任するというケースもあり得ますが、患者にとって最善な方針を決めることが基本です。

話し合いの過程、内容は文書に記録する必要があります。

⑥複数の専門家を加えた話し合い

患者や家族と医療・ケアチームのコンセンサスが得られない場合もありえます。家族のなかで意見がまとまらない、医療・ケアチーム内で方針を決定することが難しいという場合です。複数の専門家を加えた話し合いの場を設け助言を得ることも必要です。

2 人生の最終段階

人生の最終段階を設計する1つの考え方が「ＡＣＰ（アドバンス・ケア・プランニング　通称、人生会議）」です。

ＡＣＰを推進するための看護師の役割を考えてみましょう。欧米で普及しつつあるＡＣＰを集約すると、「人生の最終段階の医療・ケアについて、本人が家族等や医療・ケアチームと事前に繰り返し話し合うプロセス」です。

患者に近い存在の看護師だからこそできる役割があります。人生の最終段階を心地よく過ごしていただけるような医療とケアの実践です。看護師には、患者の意思を尊重し、何を望んでいるのかを継続的に確認していくことが求められています。看護師は、患者の病状、苦痛や不安、抱えている問題などを観察しつつ察知できる立場にありますから、次のような役割を担うことになります。

①患者の尊厳を守る役割があります。

②少しでも安楽な状態で意思決定ができるようにケアする役割があります。

③患者が受けたい医療やケアを提供できるようにする役割があります。

看護師は、患者の死生観や価値観、心身の情報をスタッフと共有するなど役割を積極的に果たすことが求められます。

④患者が不安や恐れなどから意思を言いにくい場合は、アドボケーターの役割があります。

アドボケーターとは、自分の意見や権利をうまく伝えられない人に代わって意見や権利について主張する役割を持つ代弁者あるいは権利擁護者です。

3　在宅医療の経緯

そもそも、従前の考え方からしますと、在宅医療とは、「緩和医療などの医療者が通院困難な患者の自宅もしくは老人施設などを訪問して医療を行う」ことでした。今や、介護施設、自宅など病院外で行うすべての医療のことになりつつあります。

さらには、教育機関に通学あるいは企業に通勤する人の中にも、病院で処方してもらった薬を飲み、注射薬を使用しつつ、学校や職場に通う場合も在宅医療です。自立度の高い人から低い人まで在宅における患者は多様です。

（1）診療報酬点数

在宅医療の内容は特定されていません。悪性腫瘍、脳疾患、整形疾患、呼吸器疾患などが在宅医療の対象です。診療報酬点数に規定されている在宅療法としては次のような医療（療法）です。

①呼吸補助療法……在宅酸素療法・在宅人工呼吸療法、在宅陽圧呼吸療法
②栄養補助療法……在宅中心静脈栄養療法、成分栄養経管栄養法
③排泄補助療法……在宅自己導尿療法、持続導尿や人工肛門の処置など
④在宅注射療法……インスリン、麻薬の注射
⑤補助腎臓療法……在宅人工透析療法など

（2）病院と同質の医療

在宅医療の質を考えると、自宅でも病院とほぼ同質の治療を受けることができること

が重要です。病院の診療とほぼ同質な医療を受けるためには、患者あるいは家族が継続管理する在宅療法に加えて、医療者の訪問時に提供される医療を組み合わせた医療の質を保持する必要があります。

①輸血や抗生剤治療などを定期的に受けながら自宅療養する。

②訪問看護あるいは介護サービスなどの専門職から、在宅生活を営むためのさまざまな療養上のアドバイスを受ける。

在宅医療は、病院の病室で実践されていた医療が、地域の個々の医療機関に役割分担され、患者の自宅で一元的に提供されるものということができます。在宅医療は、病院を地域そして自宅に置き換えたものということもできます。

（3）在宅医療の担当

医療・看護および介護の連携という観点からすると、介護施設における看護師による処置、療養も在宅医療ですが、仕組みの典型には以下のものがあります。

①訪問診療または往診

医師が定期的、計画的に訪問診療することによって、在宅患者の病状管理を行う仕組みです。容態変容時は随時訪問し診療を行い、再入院ということも起こり得ます。

②訪問看護

訪問看護師が定期的、計画的に訪問看護することによって、患者に対して、医療的な処置、看護的なケアを行う仕組みです。

③訪問歯科診療

歯科医師が在宅患者を訪問し、歯科診療を行う仕組みです。

④訪問歯科衛生指導

歯科衛生士が在宅患者を訪問し、歯科衛生指導を行う仕組みです。

⑤訪問リハビリテーション

理学療法士、作業療法士、言語聴覚士が定期的、計画的に在宅患者を訪問することによって、リハビリテーションを提供する仕組みです。

⑥訪問薬剤指導

薬剤師が在宅患者を訪問し、調剤や医材を供給しつつ、処方されている薬剤に関する正しい服薬法等について指導助言する仕組みです。

⑦訪問栄養指導

栄養士が在宅患者を訪問し、療養上必要な栄養、食事について助言指導する仕組みです。

（4）在宅医療の費用

一概には言えませんが、入院よりも安く、外来に通院するより高い、これが在宅医療の費用です。

診療報酬上の在宅医療の制度化は、インスリンの在宅自己注射指導管理料の導入(1981年)です。在宅酸素療法指導管理料、在宅自己導尿など在宅医療分野で診療報酬上の改定が行われてきました。

厚生省高齢者対策企画推進本部報告(1986年)を引用します。

「高齢者に対する施策は、従来施設入所を中心に進められてきたが、高齢者の多くは、老後も住み慣れた地域社会の中で家族とともに暮らしたいという願望を強く持っているので、今後は、家庭での介護機能を強化する観点から、在宅サービスシステムを確立し、施設サービスと合わせた総合的な施策を推進する」

施策の方向性が示され、これを踏まえて同年6月に閣議決定された長寿社会対策大綱においても、

「可能な限り家庭を中心とした日常生活の場で必要な医療および看護・介護が行われるように在宅サービスの拡充を図る。このため、開業医を中心とした包括的な健康管理の推進、リハビリテーション等社会生活機能の維持増進に重点を置いた医療体系の確立、保健師による訪問指導などと連携した在宅看護の充実などにより、地域における在宅保健・医療サービスの拡充を図る。」

とあります。

その後の改定経緯は以下のとおりです。

①第二次医療法改正（１９９２年）……「居宅」を「医療提供の場」と位置づけました。

②健康保険法の改正（１９９４年）……在宅医療が「療養の給付」と命名されました。

③診療報酬改定において、「寝たきり老人在宅総合診療料」および「24時間連携体制加算」が加わりました（１９９８年）。

④「在宅療養支援診療所」が診療報酬上で制度化されました（２００６年）。

1-8 在宅医療における看護行為

看護師の業務は、保助看法に定められており、大きく分けて2つあります。医師による制限がない「療養上の世話」と、医師の制限が加わる「診療の補助」です。

診療の補助とは、典型が医療行為の補助です。医師の指示が必要であり、例外を除き医師しか行えない医療行為です。

1 在宅医療と医療行為

臨床の現場では、医師法を根拠とした、医師の指示を受けて看護師ができる医療行為、医師しかできない医療行為があります。両者の範囲は担当する医師の能力と担当する看護師の能力によって、病棟によっても医療チームによっても同一ではありません。

もちろん、看護師がしてはいけない医療行為を行い、医療ミスが起こったときには看護師は処分の対象になります。

診療は医師しかできないということは法的な根拠のほか、科学的な根拠があります。医療行為は、リスクをともないますから、医療理論を学び医療技術を学修した医師でないと身体に危害を及ぼす可能性があるからです。

（1）医療行為

病院は医師が常駐し、在宅では医師は常駐していないことなど、在宅医療と院内とは医療環境が異なります。患者のためのみならず看護師の権利さらには生命を守るためにも、医師の指示によって看護師が対応できる医療行為および医師にしか対応できない医療行為の明確化が必要です。

人体に危害を及ぼす行為、危害を及ぼす恐れのある行為に関しては医師の医学的判断や技術が必要です。

それでは、医療行為とは何でしょうか。医療行為を集約すると、病気や怪我の診断、治療、予防を行う行為のことであり、医学的判断に基づいて行われる行為の総称です。

（2）医行為と絶対的医行為

医療行為の同義語が医行為です。相対的医行為と絶対的医行為があります。看護師が診療の補助として行う行為が相対的医行為、医師でなければ行うことができない行為が絶対的医行為です。

（3）絶対的医行為

絶対的医行為は、医師しか行うことができない医療行為です。行為、判断の難易度が著しく高く、危険をともなう高度な行為のために医師しか行えません。手術の執刀、麻酔、処方、胸腔穿刺、気管挿管などが絶対的医行為です。

（4）特定の医行為（特定行為）

特定の医行為は2つあります。

①行為の侵襲性が相対的に高く、行為の難易度が高い医療行為

動脈ライン、気管挿管チューブの抜管、体表面の抜糸、褥瘡の壊死組織のデブリードマンなどです。

②行為を実施するタイミング等について判断の難易度が高い医療行為

脱水の判断と補正、術前の検査の実施や決定、がんによる苦痛緩和のための薬剤の選択と評価です。

①および②の医療行為は、医師は当然として、認証を受けた看護師が行える医療行為です。認証を受けた看護師とは、高度な医療行為に携わることができる、高い能力と実務経験を持つ看護師であり、特定看護師と呼ばれています。特定看護師は国家資格ではなく、「特定行為研修を修了した看護師」です。「行為の侵襲性が相対的に高く、行為の難易度が高い医療行為」とは、「行為を実施するタイミング等について判断の難易度が高い医療行為」です。

（5）一般医行為

行為の難易度、判断の難易度ともに看護師が実施可能な行為です。医療機関で看護師が実施できる医療行為です。酸素投与の開始・中止、投与量の調節、末梢血管静脈ルートの確保と薬剤投与、導尿・膀胱留置カテーテル挿入などの行為です。

2　医師の指示と看護師の医療行為

（1）医療行為とみなされるためには

以下の3つの条件に合致していなければなりません。

①治療を目的としていること
②承認された方法で行われていること
③患者本人の承諾があること

例外として、輸血用の採血、意識不明などで患者自身から承諾が得られないときや緊急時の処置などがあります。

（2）医師の指示

看護師ができる医療行為（特定行為、一般医行為）は、行為ごとに難易度が異なり、同じ行為であっても患者の病状や状態によっても異なります。

そこで、医師は、看護師が医療行為を行うときには、患者の病態、看護師の能力、患者の状況等を総合的に判断することになります。そのうえで、医師として、看護師に指示する内容を判断し、決定します。

（3）看護師が行う診療の補助

医師の指示のもとに看護師が診療の補助を行うための条件があります。

①対応可能な患者の範囲が明確にされていること

②対応可能な病態の変化が明確にされていること

③指示を受ける看護師が理解し得る程度の指示内容（判断の規準、処置・検査・薬剤の使用の内容等）が示されていること

④対応可能な範囲を逸脱した場合に、早急に医師に連絡を取り、その指示が受けられる体制が整えられていること

医師の指示なくして、看護師が医療行為を行うことはできません。対応困難な状態になった場合、看護師は直ちに医師に報告しなければなりません。

（4）医師の指示のもと看護師が行う医療行為

例えば、以下のような行為があります。

①酸素投与の開始・中止・流量の調整の判断

②末梢血管静脈ルートの確保と薬剤投与
③創傷被覆材の選択、使用
④経管栄養用の胃管の挿入、管理
⑤心肺停止患者への胸骨圧迫、ＡＥＤの使用
⑥患者の内服薬管理
⑦発熱時、疼痛時など指示に基づき投与
⑧尿量、血圧に応じて輸液の流量変更
⑨膀胱留置カテーテル、導尿の実施

３　在宅医療における療養上の世話

看護師の２つの役割のうち、診療の補助については前記のとおりですが、療養上の世話にはどのようなことがあるのでしょうか。

チェックリスト方式で要点を見ていきましょう。

（１）食事ケア

①本人の希望する食事を提供するために、どのような工夫が行われているか
②食事摂取のアセスメントは、いつ、誰が、どのように行っているか

（2）排泄ケア

①排泄アセスメントは、いつ、誰が、どのように行っているか
②排泄環境の工夫はどのように行っているか
③膀胱留置カテーテルを留置している場合、どのようなケアを行っているか
④排尿、排便状態の観察は、いつ、誰が、どのように行っているか

（3）清潔の保持

①入浴介助は、いつ、誰が、どのように行っているか
②入浴が困難な場合、全身清拭、部分清拭は、いつ、誰が、どのように行っているか
③感染予防のための工夫は、どのように行っているか
④皮膚の清潔を保つための工夫は、どのように行っているか

（4）環境整備

①療養環境は、本人と家族の意向を確認しているか、また季節感のある工夫をしているか
②居室を快適で安全に整えるために、どのような工夫を行っているか
③寝具類の清潔など、いつ、誰が、どのように行っているか
④居室の室温、湿度、照明などの調整は、いつ、誰が、どのように行っているか

（5）精神面ケア

①不安を除去するための訪問やコミュニケーションはどのように行っているか

②本人の希望は、いつ、誰が、どのように確認しているか

③不安や苦痛の強い場合の対応は、どのように行っているか

（6）家族ケア

①家族との連絡調整、相談対応などは、いつ、誰が、どのように行っているか

②家族の在宅時間が少ない場合の対応はどのように行っているか

4　在宅医療における看護

（1）自己評価

在宅医療における看護について、看護ケアに関する自己評価をしてみませんか。

- □　①看護の質、ケアの質を改善する取り組みを行ったか
- □　②看護職と多職種それぞれどのような役割分担をしていたか。役割認知を促進するためにはどのようなことをしたか。役割行動の評価はどのように行ったか
- □　③看護やケアについて、本人と家族にどのような配慮を行ったか

□　④看護やケアを提供するために、医療行為が必要となった場合、医師あるいは多職種間でどのような連携をとったか
□　⑤看護やケアのリスクマネジメントについて、どのような対策を樹立し、どのように現状を把握をし、どのようにリスク評価を行ったか
□　⑥本人の意思を確認するためにどのようなことを行ったか
□　⑦自分の技術や対応を不安に思ったことがあるか、その際にどのような支援を、誰に求めたか
□　⑧看護計画およびケアプランの見直しをしたか、どのような方法で行ったか
□　⑨より効果的な看護やケアを提供するために、カンファレンスの回数を増やすなどチーム内でどのような工夫と提言をしたか、工夫や提言の結果、チームの活動にどのような変化があったか
□　⑩看護やケア実践に当たって、使用したいと思っていた備品や用材、器材などがない場合にはどのようなものを、どのように使用したか

（2）在宅医療の求められる看護師の信念

信念なくして看護なしです。看護観、看護理論を規範として、人として、人に対して、

悔いのない在宅における看護ができているのかを問いかけつつ、成長していくことが在宅における看護の質を向上させます。

①在宅における看護に対する絶対的な専門職

医師を称して、「医師はプロフェッショナル・フリーダムでありたい」という言い方があります。専門に頑なであるという意味です。国家や他者から干渉や強制を受けないということです。

看護師は病院医療における看護実践のみならず、在宅医療においても看護に絶対的自信が必要です。絶対的自信を保持するためには、看護理論に裏打ちされた知見と、地域看護に求められる技術を体験や学修によって保有する必要があります。

②自立し、自律できる専門職

自立し、自律できる専門職とは、「プロフェッショナル・オートノミー」であるということです。オートノミーは自律という意味ですが、自分の行為を自立的に規律し、自分の立てた規範にしたがって行動することです。確固たる看護観を持ちつつ、自分が行った看護やケアには規範があるのか、根拠があるのかを自問し、評価して下さい。

第2章

訪問看護が在宅医療の中心的役割を担う

2-1 在宅における看護

在宅における看護とは、病院などの施設ではなく、「住み慣れた地域における生活の場」である「自宅」で行う看護です。

「在宅」には、「住み慣れた地域における生活の場」という意味合いからすると自宅だけでなく「特養やグループホームなど介護施設などの生活の場」を含めることもできます。自宅および介護施設などの生活の場を含めた「自宅」です。在宅看護は、住み慣れた地域における、「自宅」で療養する方への看護です。訪問看護ステーションや病院やクリニックなど医療機関の看護師が「自宅」を訪問し、必要な看護実践を行います。

1　在宅における看護を理解する

在宅における看護は、高齢者に対する看護と思いがちですが、病気や障がいを抱える人が対象ですから、若年者も子どもも含まれます。医療的な処置にともない療養上の世話が必要となる、すべての人の「自宅」における看護実践の形式です。

（1）患者および家族を理解する

病院のアナムネ（アナムネーゼ）より詳しく、かつ広く患者および家族の情報を聴取します。病院では患者の入院歴、病歴を患者あるいは家族から聞く「アナムネーゼ聴取」をします。

在宅における看護を行う看護師は、アナムネで聴取する項目に加えて、患者や家族の日常生活、趣味などのライフスタイル、価値観なども知ったうえで、その人らしい生活が送れるように支えるための看護が求められます。

病院を退院した患者の場合、可能な限り、病院のカルテやアナムネ、退院調整記録などに目を通し、患者や家族と円滑にコミュニケーションがとれるように心がけたいものです。こうした意味合いからしても、陸上のリレーに例えると、在宅における看護は病院における看護と連携して、病院での看護を引き継ぐアンカー的な存在です。

（2）在宅における看護の業務を知る

在宅における看護は、医師に帯同することは少なく、看護師が単独で自宅を訪問します。自宅では、医師や先輩の看護師がいません。その場で直ちに連携することができません。1つの手違いがミスや医療事故につながることになりかねません。ミスすることは許されません。在宅における看護には専門的知見、オールラウンドの対応ができる看護行為が必要です。

在宅における業務は看護だけではありません。療養上の世話の範囲もはるかに病院よりも広くなります。

（3）患者および家族に頼られる存在になる

患者や家族は看護に対する経験がないことが多いので、不安を解消するために看護師を頼ることが多くなります。その場合、看護行為のみならず、思いもよらないことまで質問されることもありますし、ときには人生相談を受けることもあります。

患者や家族からの質問に答える際には、専門用語の使用は避ける工夫が必要です。また、患者や家族から聞かれたこと、答えたことは記録にとることも些細なことのように思えて重要なのです。

（4）専門看護への道のり

在宅や地域における看護の高い専門性を称する資格があります。在宅看護専門看護師および地域看護専門看護師です。病院退院後の患者の在宅ケアに対する看護計画を立てる、看護の対象である患者に対して訪問看護を行う、訪問看護師を育成するなどが仕事です。

在宅看護専門看護師および地域看護専門看護師とも、看護師としての実務経験に加えて、在宅看護の実務は必要ですが、専門看護師を育成する専門の大学院を卒業し、認定審査に合格すること等が必須要件です。

2　在宅における看護の環境およびサポート

住み慣れた地域である「自宅」で過ごせることが患者にとっては安心感にもなりますし、安堵感にもなるのですが、病院は規律性が求められていましたから、反動とは言わないまでも、自宅では自我が出がちです。自我とは自分らしさですが「エゴ」ですから、ときにはわがまま、横柄さと思える行動や行為も出がちです。家族と一緒に過ごせる時間が長い分、甘えも出るものです。看護師は、患者のエゴとも向き合い、患者の喜怒哀楽の感情にも対応する必要があります。

（1）看護環境

①療養環境

在宅では、起床、食事、消灯時間も患者のペースで決められます。生活リズムが病院とは異なります。病院は、医師など医療従事者が常駐していますが、在宅は看護師一人が奮闘する場です。医療器材が整備された病院に比べると、その場における人的なサポートは期待できません。医療設備も病院に比べたら明らかに劣ります。

②サポート体制

在宅における看護の実践にはサポート体制が欠かせません。例えば、市区町村の担当窓口、地域包括支援センター、病院、クリニック、訪問看護ステーション、訪問介護ステーション、デイサービス、福祉用具レンタルサービスなどがサポート体制を担う機関や組織です。中でも、訪問看護ステーションの訪問看護師は、在宅療養を支える中核的存在です。

（2）専門職・専門家によるサポート

まずは、医療および介護職によるサポートです。在宅療養を支える医療および介護の専門職は、在宅医、看護師、ケアマネジャー、ヘルパー、理学療法士、作業療法士などです。看護師は、訪問看護ステーションの訪問看護師、医療機関の訪問看護部門に所属する看護師などです。訪問看護ステーションの訪問看護師、医療機関の訪問看護部門に所属する看護師いずれにも要請される能力は、病院とは異なる能力であり、主として3つあります。

①医療的措置を包含した即時対応の判断能力
②家族との有効なコミュニケーション能力
③在宅医など専門職との関係を調整する連携能力

在宅療養を支える福祉用具サービス等専門家によるサポートも不可欠です。例えば、介護用品専門店や施工工事の専門家などです。手すりや滑り止めなどのバリアフリー用品、介護ベッド、車イスなどの専門店、さらには介護タクシー運転手などです。

3 在宅における看護業務の内容

（1）助言業務

対象者の状態により個別性が必要ですが、典型的な助言業務は次のとおりです。

療養環境のアドバイス、安全確保に関するアドバイスおよび車イスや介護ベッドなどの福祉用品の利用に関するアドバイスなどです。また、家族に対するアドバイスも行います。

（2）診療の補助業務（医療的処置）

最も大切なことは状態観察です。医師の所見や処置が必要と判断した場合には、直ちに医師に報告して、医師の指示により連携業務を行う必要があります。状態観察の対象は、血圧、体温、呼吸、脈拍、全身状態などの他に次のような処置があります。

①痰の吸引
②酸素療法の管理
③経管栄養

④膀胱留置カテーテル等のカテーテル管理

（3） 療養上の世話

①食事の介助

②口腔内の清潔ケア

③洗面・洗髪・入浴・清拭などの介助

④療養環境の整備

（4） リハビリテーション業務

①運動機能の回復・維持・低下予防

②呼吸や嚥下（飲み込み）機能の回復・維持・低下予防

4 連携体制

なぜ、連携体制が必要になるのでしょうか。

（1） 在宅医療の体制構築

厚労省の指針があります。「在宅医療の体制構築に係る指針」です。安心できる在宅生活を送るためには、在宅医療の充実が欠かせません。地域で支え合う必要があります。中心的な仕組みが「地域包括ケアシステム」です。

地域包括ケアシステムには4つの要綱があります。「自助、互助、共助、公助」です。

①自助……自分のことを自分で行うことです。例えば、自ら健康管理を実践する（セルフケア）。

②互助……ボランティア活動です。例えば、住民組織を活用するなどです。

③共助……医療サービスや介護サービスによって共に扶助することです。典型は、社会保険制度および介護保険制度です。

④公助……一般財源による高齢者福祉事業等を行うことです。例えば、生活保護、人権擁護および虐待対策などです。

（2）最良で懇ろな看護を実践する

患者および家族に対して、最良で懇ろな看護を実践するためです。

①家族への支援

看護の知識を伝えて、応急的な対応をするために看護技術を教示します。そして、家族の療養上の悩みについて相談に応じます。

②患者への支援

なんと言っても、患者の意思を受容し、ＱＯＬを尊重することです。

（3）在宅療養支援診療所

在宅療養支援診療所は、在宅医療に取り組む体制を意図的に備えた診療所（クリニック）です。地域において、在宅療養の患者のために療養責任をもって診療に当たります。在宅療養支援診療所は、自宅で療養する患者が医療サービスを受けるに当たり、かかりつけ医として医師や病院を探したり、事業者と連絡を取り合ったりしなくてすむように、一元的に療養管理する責任を負っています。地方厚生（支）局長に届け出て、認可された医療機関の一つですが、以下の要件があります。

①患者を直接担当する医師または看護師が、患者および家族と24時間連絡を取れる体制を維持すること。

②患者の求めに応じて24時間往診の可能な体制を維持すること。

③担当医師の指示のもと、24時間訪問看護のできる看護師あるいは訪問看護ステーションと連携する体制を維持すること。

④緊急時においては連携する保険医療機関において検査・入院時のベッドを確保し、円滑な情報提供がなされること。

⑤在宅療養について適切な診療記録管理がなされていること。

⑥地域の介護・福祉サービス事業所と連携していること。

⑦年に一回、在宅で看取りをした人数を地方厚生（支）局長に報告すること。

（4）訪問看護ステーション

在宅療養支援診療所の増加と合わせて、在宅医療看護を担っています。

訪問看護ステーションは、病気や障がいを持った人が住み慣れた地域や家庭で、その人らしく療養生活を送れるように、看護師等が生活の場へ訪問し、看護ケアを提供し、自立への援助を促し、療養生活を支援するサービスです（全国訪問看護事業協会）。

訪問看護は、看護師などが居宅を訪問して、主治医の指示や連携により行う看護（療養上の世話または必要な診療の補助）です。病気や障がいがあっても、医療機器を使用しながらでも、居宅で最期まで暮らせるように多職種と協働しながら療養生活を支援します（日本訪問看護財団）。

在宅医療の目的は、「その人らしい生活」を最期まで送ることができるようにするためですから、訪問看護による看護や支援は重要な役割を担っています。自分のことは自分でする（自助）ためには、病気や症状の管理が欠かせません。同居している家族の協力も大切になります（互助）。自助および互助にはそれぞれ支援が必要ですが、支援の中核的な役割を果たす組織が訪問看護ステーションであり、看護実践の専門職が訪問看護師です。

2-2 訪問看護ステーションの基礎知識〈役割と仕組み〉

訪問看護ステーションは在宅医療の中心的役割を担っています。

1 在宅医療の役割

在宅医療の役割は、主として4つあります。退院支援、日常の療養支援、急変時の対応および看取りです。こうした4つのことを総合的に診ることが在宅医療です。

（1）退院支援

退院支援は、入院医療機関と在宅医療に関係する機関との協働による退院支援の実施です。

在宅医療に関係する機関は、次のとおりです。

①病院・診療所
②訪問看護ステーション
③薬局
④居宅介護支援事業所

⑤地域包括支援センター
⑥在宅医療において積極的役割を担う医療機関
⑦在宅医療に必要な連携を担う拠点

（2）日常の療養支援

主として3つあります。多職種協働による患者や家族の生活を支える観点からの医療の提供、緩和ケアの提供および家族への支援です。

療養支援を行う機関は次のとおりです。

①病院・診療所・歯科医院
②訪問看護ステーション
③薬局
④居宅介護支援事業所
⑤地域包括支援センター
⑥介護施設
⑦短期入所サービス提供施設
⑧在宅医療において積極的な役割を担う医療機関
⑨在宅医療に必要な連携を担う機関

（4）在宅医療における急変時の対応

急変時の対応には、症状の急変時における緊急往診体制および入院病床の確保です。

急変時の対応に関わる機関は、次のとおりです。

①病院・診療所
②訪問看護ステーション
③薬局
④在宅医療において積極的役割を担う医療機関
⑤在宅医療に必要な連携を担う機関

（4）看取り

看取りは、住み慣れた自宅や介護施設など患者が望む場所での看取りの実施です。

看取りに関わる機関は次のとおりです。

①病院・診療所
②訪問看護ステーション
③薬局
④居宅介護支援事業所
⑤地域包括支援センター

⑥在宅医療において積極的役割を担う医療機関
⑦在宅医療に必要な連携を担う拠点

2 訪問看護ステーションの役割

在宅医療は急性期から終末期までに関わっています。生と死どちらにも関わり、支援する組織が訪問看護ステーションです。

（1）訪問看護は在宅医療

訪問看護（Health Visiting, Visiting Nursing）は、在宅医療の中心的役割を担います。看護師（准看護師を含む）が療養を必要とする場合には、自宅や介護施設を訪問し、訪問時に行う看護実践です。

（2）在宅看護、訪問看護および訪問介護

在宅看護と訪問看護は同じではありませんし、訪問看護と訪問介護も異なります。

①在宅看護

ケアの主体は家族です。急性期は病院において、集中的な治療が必要です。慢性的な病気あるいは病気が安定期になると在宅で療養をすることが可能になります。在宅看護は、自宅療養が可能な状態になることが要件となりますが、住み慣れた自宅で行う看護やケアのことです。在宅看護は、かかりつけ医の指導を受けて自宅で家族などが看護やケアを行うことです。

②訪問看護

訪問看護は、訪問看護師が医師の指導に基づいて患者の療養上の世話や医療処置などを行う看護です。訪問看護師が定期的に患者の自宅を訪問します。自宅で、患者の健康状態の観察、点滴、インスリン注射、褥瘡処置等を行います。さらに、家族の精神面のケアや看護指導なども訪問看護師の役割です。

③訪問看護と訪問介護

訪問看護も訪問介護も自宅を訪問して行うサービスですが、違いがあります。訪問看護は訪問看護師による看護サービスです。訪問介護は日常生活をサポートします。訪問看護師は療養上の世話を行い、訪問介護は日常生活の支援を行いますが、療養上の世話と日常生活の支援の内容はさほどの違いはありません。

しかし、訪問看護師と介護福祉士やホームヘルパー等とは本質的な役割の違いがあります。それは、医療行為に関わることです。訪問看護師は、点滴や褥瘡処置等の医療的な行為をすることができますが、原則として介護福祉士やヘルパーは行うことができません。

（2）訪問看護師の業務内容

訪問看護の看護実践には以下のようなものがあります。

①療養上の世話（身体の清拭、洗髪、入浴介助、食事や排泄などの介助・指導、褥瘡予防の指導等）
②医師の指示による医療処置
③病状の観察（病気や障がいの状態、血圧・体温・脈拍などのバイタルチェック）
④医療機器の管理（在宅酸素、人工呼吸器などの管理）
⑤看取りケア（在宅看取り、グリーフケア）
⑥在宅でのリハビリテーション（拘縮予防や機能の回復、嚥下機能訓練等）
⑦家族等への看護支援・相談（介助方法の指導、相談対応、精神的支援）
⑧介護予防
⑨意思決定支援
⑩在宅支援チーム内の調整（医師、介護職、行政等多職種との連絡調整）

（3）在宅における看護の特徴

①訪問時にトラブルが発生しても相談できる専門職が近くにいないこと
②訪問時間が限定されること

③人的資源（マンパワー）が乏しいこと

④医療機器、薬剤や看護用品といった物的資源が乏しいこと

などが特徴です。

訪問看護に携わる者には、医学の総合的な知識の他に、主治医やケアマネジャーなど多職種との調整能力、患者および家族とのコミュニケーション能力、入浴介助やリハビリテーション、転倒や疾患予防などの看護技術、病気予測力、指導力、緊急時の現場での判断力などより高い専門性が求められます。

2-3 訪問看護の利用手続き

利用する場合の手続きは次のとおりです。

1　訪問看護を利用する際の手続きと相談先

（1）主治医の指示書が必須

訪問看護を利用するときは主治医の指示書が必須です。訪問看護事業所宛ての「訪問看護指示書」です。介護保険、医療保険など保険制度を利用する場合だけではなく、自費の場合にも主治医による「訪問看護指示書」は必要です。

（2）訪問看護サービスの開始

保険制度、自費それぞれに訪問看護ステーションのサービス開始時の手続きが異なります。

①介護保険を利用する

予め介護保険の申請手続きを行い、要介護認定を受ける必要があります。要介護認定の認定結果は、ほぼ1ヶ月以内に通知されます。病院を退院することになった段階で、介護保険の利用について、病院のソーシャルワーカーあるいは居宅介護支援事業所のケアマネジャーに相談します。

②医療保険を利用する場合には主治医か、訪問看護ステーションに相談します。

③自費の場合には主治医か、訪問看護ステーションに相談します。

2　介護保険を利用する

（1）介護保険の要介護認定

介護保険の申請手続きです。

①要介護認定申請

市区町村（介護保険担当窓口）あるいは地域包括支援センターに、所定の書類を提出し、要介護認定を申請します。要介護認定の申請は代行が可能です。居宅介護支援事業所のケアマネジャーあるいは医療機関のソーシャルワーカーなどが代行します。

②認定調査

申請書類の提出を受けて、認定調査員が自宅を訪問し、本人や家族から聞き取りを行います。その後、主治医から主治医意見書が提出されます。意見書は要介護認定で必要になります。

③審査・判定・認定

認定調査あるいは主治医意見書に基づき、コンピューターによる判定あるいは介護認定審査会の審査・判定によって要介護度を決定します。

④要介護度認定結果の通知

要介護度が決定すると要介護度認定通知書が届きます。

⑤ケアプランの作成

ケアマネジャーは要介護度に応じた支給限度額の範囲で、介護サービスの利用計画(ケアプラン)を作成します。

⑥介護事業者の選定

介護事業者を決める際には、ケアマネジャー等が紹介する複数の事業者から本人(家族)が事業者を選びます。

⑦介護事業者の契約

事業者と個別に利用契約を締結します。

(2)要支援状態または要介護状態の目安

自立可能と判断された場合は非該当です。自分で日常生活上のＡＤＬ(Activities of Daily Living、基本的動作:歩行や起き上がりなど)を行うことが可能であり、かつ、

ＩＡＤＬ（Instrumental Activities of Daily Living、手段的日常生活動作：薬の内服、電話の利用など）を行う能力がある状態では、「自立」となり非該当です。

（３）利用できる回数や時間

訪問看護サービスは、「介護保険や医療保険」などを利用する公的保険です。

訪問看護を利用できる回数や時間に違いがあります。公的保険を利用すると自己負担額を軽減できますが、毎月の利用回数や滞在時間に制限があります。

そこで、「自費」の場合です。訪問看護サービスは全額自己負担です。利用制限は無いため、個別性に合わせて対応できます。

①介護保険の場合

訪問看護の利用回数に制限はありません。１回の利用時間数は、４区分あります。①20分未満、②30分未満、③30分以上60分未満、④60分以上90分未満の４区分です。

必要性に応じて選択することができますが、介護保険の支給限度額（利用したサービス料金に対し介護保険から支給される金額）によって月間の上限が設定されています。複数のサービスを利用しながら支給限度額の範囲内で月間費用を収めようとすると、訪問看護の利用は週に１～２回程度になります。

②医療保険の場合

医療保険の訪問看護を利用する場合は、医療保険の利用条件を満たしていると、週に1～3回まで訪問看護を利用することができます。1回の利用時間数については、30～90分の範囲となります。

医師が必要性を認めれば、利用回数、利用時間数は上限まで訪問看護を利用することができます。医療保険の特例として、「特別に重い病気・症状の方で、厚生労働大臣が定める疾病等の患者」は週4回以上の訪問の利用が可能です。

厚生労働大臣が定める長時間の訪問を要する者は、週1回に限って1回90分を超える長時間の利用も可能です。

病状の悪化により医師から特別訪問看護指示書が交付された場合、月に1回だけ最長14日連続の利用も可能です。特別訪問看護指示書が交付された患者のうち、気管カニューレを使用している場合、真皮を超える褥瘡のある場合には月に2回まで（28日連続で）訪問看護を利用できます。

③自費の場合

自費の訪問看護は、毎月の利用回数や滞在時間、提供するサービス内容に制約はありません。医療保険や介護保険での訪問看護と併用することもできます。訪問看護サービスは、「介護保険や医療保険」など公的保険を利用することで自己負担額を軽減できます。

自費の訪問看護の場合は、かかった費用の全額が自己負担となります。

④介護保険のサービス料金の自己負担

介護保険には、要介護度に応じて毎月の支給限度額（保険から支給される金額の上限）が定められています。

自己負担は、毎月の介護保険サービス利用料金の原則として1～2割です（平成30年8月1日から所得区分に応じて3割負担）。支給限度額を超えて介護保険サービスを利用した分については、全額が自己負担となります。

⑤医療保険のサービス料金の自己負担

医療保険には月間の支給限度額はありません。医療保険の自己負担は、かかった医療費の1～3割ですが、年齢や所得によって異なります。

75歳以上の患者は後期高齢者医療制度の対象となり、原則としてかかった医療費の1割が自己負担ですが、高所得者の場合は、かかった医療費の3割となります。

75歳未満の方は、原則としてかかった医療費の3割を自己負担します。

（4）納付方法

「介護保険や医療保険」の社会保険料は、世帯主が収入に応じた金額を納付します。保険料は、介護保険や医療保険サービスを利用していない期間も納付する必要があります。

■保険料の納付方法

以下のとおりです。

①介護保険の納付方法

・40〜64歳……医療保険料に含める形で、給与からの天引きで納付します。
・65歳以上……年金からの天引きもしくは口座振替等で納付します。
・40歳未満は介護保険料納付の対象にはなりません。

②医療保険の納付方法

会社などに勤めている場合は保険料を会社と折半して給与から天引きされて、健康保険組合や共済組合に納めます。国民健康保険に加入している自営業などは、市区町村が決定する保険料を口座振替や窓口などで納めます。

③自費の訪問看護

自費の訪問看護は、全額自己負担です。

2-4 訪問看護のサービス内容

訪問看護サービスとは、病気や障がいを抱えながら自宅で療養中の患者に、看護師などが訪問して療養上の世話や診療の補助を行うサービスです。

訪問看護を担当する専門職は、訪問看護ステーションや医療機関（病院・クリニック）、自費対応の訪問看護事業者などに所属していますが、看護師、准看護師、保健師、助産師、理学療法士、作業療法士、言語聴覚士等の資格を有する専門職です。

1　サービス内容

訪問看護が提供するサービス内容は次のとおりです。病気や症状、日常生活動作のレベル、看護ができる家族の有無などによって必要となるケアは個別に異なります。

（1）ケアの大別

①療養環境の確認と助言

・健康保険や介護保険サービスなどの手配状況の確認と助言

・居室やベッド周りなどの安全確保、採光、換気、空調などの確認と助言

・杖、車イス、介護ベッドなどの福祉用品の手配状況の確認と助言
・ガーゼやオムツなど医療用品の確認と助言
②健康状態の観察と療養生活の助言
・バイタルサインのチェック（血圧・体温・呼吸・脈拍）
・全身の状態の観察
・食事、運動、休養などへの助言
（2）療養のための看護
①薬の服薬方法の指導、服薬確認
②血糖測定
③浣腸
④摘便
⑥痰の吸引（口腔、鼻腔、気管切開）
⑦薬剤などの吸入
⑧創傷管理
⑨カテーテル管理
⑩点滴

⑪注射（静脈、筋肉、皮下）
⑫採血
⑬褥瘡処置（体圧分散・除圧・減圧、皮膚面の保湿・清潔ケアなど）
⑭人工肛門・パウチ交換
⑮経管栄養（胃ろう・経鼻）
⑯腸ろう・腎ろう・膀胱ろう管理
⑰気管カニューレ管理
⑱永久気管孔管理
⑲導尿
⑳人工呼吸器管理
㉑在宅中心静脈栄養（ＨＰＮ）
㉒在宅酸素療法（ＨＯＴ）
（３）療養生活の世話
①食事の介助
②口腔内の清潔ケア
③洗面・洗髪

④シャワー・入浴・手浴・足浴などの介助
⑤整容（髭剃り、整髪、更衣など）
⑥排泄の介助（トイレでの排泄介助、オムツ交換）
⑦体位変換
⑧車いす等への移動介助
（4）精神・心理的な看護
①リラックスするための手足や頭などのマッサージ
②非言語コミュニケーションの工夫
③不眠時や精神的に不安定な際の声かけや見守り
④治療やリハビリテーションへの意欲喚起
（5）在宅でのリハビリテーション
①リハビリテーションを継続するための状態管理
②寝たきり予防のためのケア
③日常生活動作の訓練
④転倒・転落などの危険防止
（6）看護する家族の相談や技術指導

①家族の悩み相談
②看護・介護の知識や技術の指導
③認知症の正しい知識と接し方の指導
④医師の診察結果のわかりやすい説明
（7）さまざまな看護サービスの使い方や連携方法の相談
①介護保険、医療保険の説明
②医療機関や自治体など相談窓口の紹介
（8）終末期・看取りケア
①疼痛の緩和（鎮痛剤の投与やマッサージなど）
②精神的なケア

2-5 在宅看護を支える訪問看護

「在宅看護」とは、自宅で療養する患者を家族等看護者が看護することです。家族だけでは十分な看護ができないことも少なくありません。そのため、看護に関する知識や体験が乏しいなどから専門職によるサポートが必要です。

1 家族による看護をサポートする

家族による看護をサポートする主要な専門職が看護師です。

(1) 看護師によるサポート

訪問看護ステーションの訪問看護師や医療機関の看護師が対象者の自宅を訪問し、家族の看護をサポートします。

自宅での療養は、家族と一緒に過ごせますし、起床、食事、消灯時間も本人のペースで決められますが、看護することからすると、医療従事者が常駐し医療器材が整備された病院に比べて人的にも物的にもサポートの質は劣ります。

その分、医療・介護従事者の訪問サービスや、福祉用具の購入・レンタルサービスで補うことになります。

（2）在宅療養を支える医療・介護従事者のサービス

在宅医、ホームヘルパー、理学療法士、作業療法士など専門職が在宅医療をサポートします。

（3）在宅療養を支える福祉用具サービス

手すりや滑り止めなどのバリアフリー用品、介護ベッド、車イス、介護タクシーなどに従事する方も在宅医療をサポートする専門家です。

（4）在宅看護のサポート内容

在宅看護を支える看護師には、病院における看護とは異なる能力が求められます。

例えば、

「医師がいない場面での判断能力」

「家族とのコミュニケーション能力」

「在宅医など関係者との関係調整能力」

などですが、看護行為など基本的な能力は、病院看護で修得したスキルは応用することが可能です。

例えば、看護行為の典型は次のとおりです。

①療養環境のアドバイス
家庭内の安全確保に関するアドバイス、車イスや介護ベッドなどの福祉用品の利用に関するアドバイスなどです。
②状態観察
血圧・体温・呼吸・脈拍の確認、全身状態の確認などです。
③医療処置
痰の吸引、酸素療法の管理、経管栄養の管理などです。
④療養上の世話
食事の介助、口腔内の清潔ケア、洗面・洗髪・入浴などの介助などです。
⑤リハビリテーション
運動機能の回復・維持・低下予防、呼吸や嚥下（飲み込み）機能の回復・維持・低下予防などです。
⑥家族への支援
看護の知識・技術指導、療養上の悩み相談などです。

2　在宅療養を促進する仕組み

「病院療養」から「在宅療養」を可能にするためには、療養環境の変容が必要になりますが、変容には変容するための仕組みが必要です。３つの仕組みを例示します。

（1）患者の意思を実現する仕組み

患者の意思を尊重する仕組みとは、端的にはＱＯＬの尊重です。治療の継続や治療方法の選択は主として医師の領域ですが、そもそもは患者自身のことですから、患者がコミットするのは当然のことです。

「自分らしい生き方をしたい」、「自分らしい死を迎えたい」など患者の希望を可能な限り実現してさしあげたいという想いは医療従事者の誰にもあります。

患者の「自分らしい生き方をしたい」から自宅で生活したいという考えを実現する仕組みを可能にするような在宅療養が求められています。

（2）退院の促進

行政の医療政策は、病院から在宅へと療養環境の変容を推進しています。患者ができる限り不安をなくして退院できるよう支援する機能・体制が整備されつつあります。例えば、報酬面で高く評価する制度などです。

（3）在宅医療に取り組む体制の整備

在宅療養支援診療所および訪問看護ステーションの整備拡充など、在宅医療に取り組む体制が整備されつつあります。

在宅療養支援診療所は、24時間体制の連絡可能な在宅医療に取り組む体制を備えた診療所であり、連携する医療保健機関や訪問看護ステーションと適切に情報共有している　などを特長とする診療所・クリニックです。

訪問看護ステーションは、在宅療養支援診療所の増加と合わせて、在宅医療・在宅看護の受け皿になっています。

2-6

地域包括ケアシステムと訪問看護師

1　地域包括ケアシステム

（1）手厚い介護が必要な場合でも自立して暮らせる仕組み

住まい、医療、介護、予防、生活支援を確保し、住み慣れた地域で自立して快適に暮らせるような体制と仕組みが「地域包括ケアシステム」です。

①連携によってサービスを提供する

地域包括ケアシステムでは、保険者である都道府県、市区町村が地域の特性に応じて、医療、看護、介護に関する職種のスタッフの連携により、サービスを提供します。地域医療を担う主治医（かかりつけ医）やケアマネジャー、地域包括支援センターなどが医療、看護、介護の相談に乗り、医療から介護、または介護から医療の円滑な移行を促進します。

②地域包括支援センターの役割

高齢者を支援するために、地域包括ケアシステムの中核的な存在が地域包括支援センターです。地域包括支援センターは市区町村が主体となって設置されています。保健師、社会福祉士、主任ケアマネジャーを中心としたチームです。

③見守るネットワーク

地域包括支援センターは、地域の住民、民生委員、警察、消防署、医療機関、民間企業と協力体制をとって、高齢者を見守るネットワークづくりを推薦しています。

④ネットワークを活用する

ネットワークを活用して、高齢者の健康、権利その他の問題を発見して地域包括支援センターに報告します。報告を受けた地域包括支援センターは、適切な機関と連絡を取り、高齢者が安心して暮らせる地域づくりをめざしています。

（2）在宅医療と病院・診療所の役割

在宅の患者は、訪問看護・デイサービス、診療所・クリニックなどの訪問診療・往診、訪問看護ステーションから訪問看護、調剤薬局から服薬指導などを受けます。

①24時間体制による治療

定期的に患者の自宅を訪問し、通院できない患者の要請に応え、容体が急変したときに24時間体制で治療を行えるようになっています。

②連携と関わり

在宅医療を受けるためには、訪問看護師の看護ケア、理学療法士・作業療法士によるリハビリテーション、ケアマネジャーによるケアプランの作成など連携が必要です。病院は入院から退院後の治療計画についての話し合いや、患者の急変時に重要な役割を担います。

2　訪問看護師に期待される役割

地域包括ケアシステムでは、訪問看護師に大きな役割があります。

（1）訪問看護ステーションの形態

看護職員が2・5人以上勤務する従来の訪問看護ステーションおよび看護職員が5〜7人以上勤務し、24時間対応、看取りサポートを積極的に行う機能強化型訪問看護ステーションがあります。

地域包括ケアシステムにおける訪問看護の大切な役割は、住み慣れた地域での在宅療養を最後まで支えていくことです。

（2）看護師の看護実践能力

日本看護協会版「看護師のクリニカルラダー」は、看護師の看護実践能力を全国標準レベルで適正に評価するツールです。

①ツールの基盤

倫理的な思考および正確な看護技術を基盤としています。

②看護実践能力の要素

4つの要素があります。意思決定を支える能力、ニーズをとらえる能力、協働する能力およびケアする能力の4つです。

③看護実践能力の評価

5つのレベルで評価します。

レベルⅠ……基本的な看護手順に従い、必要に応じて助言を得て看護を実践する
レベルⅡ……標準的な看護計画に基づき自立して看護を実践する
レベルⅢ……ケアの受け手に合う個別的な看護を実践する
レベルⅣ……幅広い視野で予測的判断を持ち看護を実践する
レベルⅤ……より複雑な状況において、看護の受け手にとっての最適な手段を選択し、ＱＯＬを高めるための看護を実践する

④評価の方式

5つのレベル化評価は、看護師の経験年数ではなく、能力の習熟段階によって評価します。看護基礎教育、社会人経験の有無、転職など背景や経験年数に依ることなく、職場（臨地）で必要とされる看護実践能力を評価することができます。

⑤活用の仕方

日本看護協会は、各施設の理念を活かしながら、看護実践能力に関わる項目をクリニカルラダーに沿ったものとすることを勧めています。

小規模の訪問看護ステーションにあってもラダーの作成が容易です。日本看護協会は、クリニカルラダーに基づいた学習内容も公表しています。クリニカルラダーの各レベルに到達するための学習目標ですが、「実践（ＯＪＴ）」と「知識の例」が提示されています。（日本看護協会ホームページ参照・https://www.nurse.or.jp）

第3章

看取りケアの進め方【基本と実践】

3-1 看取りケアの基本

訪問看護師は、在宅における看取りケアのエキスパートです。ある分野に経験を積んで、最新の知識、高度の技術、高いこころざしを持っている人をエキスパートと言います。

1 看取りケアに対する基本

訪問看護師にとって看取りケアとどう向き合うかが問われます。看取りケアに対する心の枠組みを形成しておきたいものです。

それは、看取り期の意義や価値について確固たる信念を持つことです。そのためにも、看取り期の意義、看取りケアの目的、看取りケアのあるべき姿、看取りケアを実践するための心の準備をする必要があります。

（1）看取り期の意義

例えば、「看取り期を生きるために意義がある期間にして差し上げたい、その人らしく穏やかに生きることができるように暮らしを支えたい」などを自問し、看取り期の意義を明確にイメージする必要があります。
①気持ちに寄り添うようにします。
②尊厳を守りたいと思います。
③家族と心を一にしたいという思いで行動します。

（2）看取りケアの目的

訪問看護師として看取りケアを実践する目的は何でしょうか。目的とは、理性ないし意志が、行為に先だって行為を規定し、方向づけるものです。

看取りケアという行為を規律し、方向づけるものです。看取りを実現しようとしてめざすケアのことです。

例えば、「個人としての尊厳を損なうことなく、人生を生き抜いてこられたことを尊敬しつつ、看取りケアをさせていただくことに意義をもって尽くします」というあたりでしょうか。

①回復が期待できない状況下においても、身体的かつ精神的な苦痛をできる限り緩和します。
②人として穏やかな時間をお過ごしいただけるように、尊厳ある生活を支援します。
③家族と寄り添い、共に考え、喜びと悲しみを分かち合います。

（3）看取りケアのあるべき姿

生きること、日々の生活が少しでも充実していただけるように、ケアを工夫し、よりよいケアの充実をめざします。

①人生の終焉に至る限られた時間を、本人が希望する過ごし方ができるように配慮を重ねます。

②家族が気兼ねや遠慮をすることがないようにしたいと思います。

③よりよい生活を可能にするために、空間と環境に知恵を生かし、経験知をもとにケアの充実をめざします。

（4）看取りケアを実践するための心の準備

独りよがりな看取りケアにならないために、本人と家族の死生観を伺い、訪問看護師としての死生観を共有しつつ、一度限りの看取りケアを誠心と丁寧さをもって担当させていただきます。

①本人および家族とのコミュニケーションに齟齬が生じないようにします。

②看取りケアの指針やケア計画を説明し、理解を得たうえでケアを実践します。

③看取りケアの内容について事前に根拠をもとに説明し、同意を得たうえで実施します。

3-2

看取りケアの実践

看取り期に至る前、看取り期、最期そして死後のケアを丁寧に、誠実に実践します。以下は、家族に説明するための内容を含めたプロセスです。

●プロセス1　不安・低下期（衰弱の進行）

看取り期に至る期間は衰弱が進行することから、心配なことや気がかりなことが多くなるものです。

①家族に伝える

家族として、本人の衰弱が及ぼす体調の変化を冷静に受け止めることは容易なことではありませんし、死に向かっているとは思いたくないものではないでしょうか。

家族の葛藤を受け止め、襲い掛かるような不安を緩和する意味合いからも、家族に事実としての症状を伝える役目が訪問看護師にはあります。

②医師が病態を説明する

経験知があり、医療に関わる見識がある訪問看護師は、ある程度は医学的所見あるいは病態の説明はできるかも知れませんが、医師法などから病態を説明する役割は医師であって訪問看護師ではありません。

③経過予測を説明する

病態は時間的経過とともに過ぎゆくことになりますから、本人および家族に対して移り行く病態の予測を説明することも必要です。

医学的見解については医師から、必要なケアについては訪問看護師から説明することになります。

④望んでいる医療行為やケアを確認する

病態予測とともに、必要となる医療行為さらにはケアを説明したうえで、本人および家族が望む医療行為やケアを確認します。

⑤生活支援を説明し、家族への協力を依頼する

先進で先端の医療によっても死を免れることはできません。そこで、死に向かう過程にあって、できる限り充実した時間を過ごすことができるかが課題となります。

訪問看護師は、生きていくことが本人の命の輝きになるように生活支援をします。そのためにも、家族の協力を求めることは欠かせません。

⑥こまめに心身状況等の情報を提供し、情報を共有する

看取りケアには、技術的能力は必要ですが、心遣いやさり気ない思いやりを体現してこその看取りケアです。

本人および家族にこまめな心身状況等の情報を提供し、本人および家族と情報を共有することも看取り期までの訪問看護師の役割です。

●プロセス2　看取り期（回復が望めない状態）

回復が望めない状態での訪問看護師の役割は、主として、医師の診断、本人および家族への状況説明と意思確認、看取り計画の作成、本人および家族への看取り計画の説明と開示です。

①医師から「回復が望めない状態」であることを説明する

医師は看取りの生命科学あるいは医療の統括者として、回復が望めない状態であることを説明します。

②できる範囲や内容について説明する

医師からは医療ができることを説明し、訪問看護師からは看取りに必要な具体的なケ

アについて説明します。
③看取り期の対応を再確認する
居室環境、栄養と水分補給、排泄、苦痛の緩和、家族に対する支援などにつき、本人と家族の意思を尊重し、対応を決めます。
④看取りケアの同意書について説明し同意を得る
事前に意思を伺ったうえで作成した「看取りケアの同意書」について、改めて説明を行い、同意を得ます。
⑤看取りケアの計画書について説明し同意を得る
事前に意思を伺ったうえで作成した「看取りケアの計画書」について、改めて説明を行い、同意を得ます。そのうえで、看取りケアを行います。
⑥会わせておきたい人に早めに知らせる
最期はたった一回です。人生の終焉を迎えるそのときは、決して再現できるものではありません。

家族が親戚や知人に連絡を取ることもあるでしょうが、動転のあまりか、気が回らないこともあり得ます。

訪問看護師として、「会わせておきたい方にお知らせしましたか」などといった声掛けも欠かせません。

●プロセス3　看取り期（逝去間近）

最期に至る3日間程度は、反応が鈍くなったり、呼んでも反応しないなど意識混濁や昏睡状態などで意識状態が不安定になります。例えば、次のようなことも起こります。体温は37℃以上、脈拍は100回／分を超える頻脈や50回／分以下の徐脈、呼吸回数は40回／分や無呼吸状態などです。

①逝去のときに連絡する相手や方法について確認する
最期のときに連絡する相手や方法について、家族と打ち合わせを行い、確認をします。
②逝去後の対応について確認する
③最期に着せたい衣類があれば、家族に準備してもらう

●プロセス4　看取り（逝去）

本人の反応がなくなったときのケアが最後のケアではありません。家族に傍らに寄り

添っていただき、身体に触れて、静かに話しかけるように促します。

①医師から死亡診断を説明する

医師法により、死亡の確認は医師しかできません。

死亡診断を行った医師が家族に死亡したことを説明します。

②安置場所を準備する

本人が望んでいた、あるいは家族が望む居室を準備します。例えば、ベッドから畳の上に布団を敷くなどです。

③家族に死後の処置（エンゼルケア等）を行うことを説明し、実施する

家族を手助けして死後の旅路の装束を整え、家族の望みに応じて整髪し化粧を施します。

●プロセス5　看取り後（グリーフケア）

グリーフとは悲嘆という意味です。愛する人を死別により失うと人は心に大きな傷を負います。強い悲嘆（グリーフ）によるものです。

グリーフケアは、生前から継続的に家族に対して行う必要があります。

悲嘆、心の傷を治すためにはケアが必要です。段階を踏んで、悲しみから立ち直るようにサポートすることも訪問看護師の役割です。

①家族の死に対する受け止めや悲嘆過程を確認する

グリーフは、精神面、身体面、社会面など広く現れます。グリーフの反応は形を変えつつ繰り返すこともあります。

訪問看護師としては、グリーフと向き合い、新たな生活リズムを作るように支援します。

②家族の心情や事情に留意し、家族の意向に沿った看取りケアができていたかを振り返る

グリーフケアは、悲嘆の緩和だけではありません。

大切な人を失った家族の道のりを支えていくためには、看取りケアに対する「振り返り」が必要です。

愛する人が教えてくれたことを受け止めたいものです。

それゆえに、家族を中心に、看取りケアに関わった専門職による「死後のカンファレンス」を開くことも意義があります。

3-3 在宅看取りケアのケア・アプローチ

看取りとは、身体的には決して回復することがない、人生一度きりのケアです。ケアとは今や看護や介護のこととして使用されていますが、そもそもは、世話、配慮、気配り、手入れなどを意味する用語です。

在宅とは慣れ親しんだ住み慣れた家において、という意味です。看取りとは死に逝く人を看取ることですから、死に逝く人にその人が住み慣れた家で行う、死に逝く人への世話、配慮、気配り、手入れなどを在宅看取りケアと言います。

1 在宅看取りケア

「Community Based Medicine」、これは地域医療や医療構想による地域づくりのことですが、さらに具体化すると、

「保健・医療・福祉の活動を通して、地域住民が安心・安全に暮らすことができるまちづくりに貢献する取り組みを地域医療と考え、地域の特性に適した医療を提供するために、地域医療に携わる方々のスキルアップと次世代の地域医療を担うスタッフの育成を

目的とした地域づくり構想のこと」です。

「ネットワーク医療」構想（厚労省）もあります。病院医療と在宅医療を組み合わせて、質の良い医療を展開していこうという構想です。

（1）在宅死と入院死

末期がんなど重度な病状の患者の看取りは病院で、軽度な病状だったら自宅での看取り、というものではありません。しかし、重度な病状の患者についての在宅での看取りは、確かに容易なことではありません。

3-4 私が経験したはじめての看取りケア

私が看取りケアに関わるきっかけになった体験です。私の前著『もしあなたが「看取りケア」をすることになったら』においても記述したものですが、私の原点でもありますので再度触れたいと思います。

1　忘れられない場面

今でも、何かにつけて思い出します。特に7月末になると当時の様子が鮮明に脳裏に浮かんでくる患者（以下A氏）がいます。当時、私は、看護師8年目、訪問看護師をしていました。

（1）死の宣告

A氏は、定年退職した翌年の8月に、前立腺がんで泌尿器科病棟へ入院しました。すでに肺転移もあり余命半年という宣告を受けていました。

「死ぬときは家にいたい。いつものベッドの上で死にたい」

本人の強い意思を10歳年下の配偶者および同居している長男夫婦（長男27歳、長男の妻25歳、孫娘3歳と乳児）が同意し、1995（平成7）年9月から在宅生活へ移行しました。前月8月に、病院併設の訪問看護ステーションがスタートし、私は立ち上げメンバーでした。そして、私がA氏の訪問看護を担当することになりました。

（2）主たる介護者

主たる介護者は配偶者でしたが、長男の配偶者が協力して在宅生活を支えていました。私たち訪問看護ステーションでは主治医と連携し、24時間態勢を敷いていました。余命半年と宣告されていたものの急激な悪化はなく、本人は、「家にいると病気も治りそうだ」と笑っていたものです。

ところが、在宅生活8か月になった頃、在宅酸素が必要な状態になりました。「息苦しそうな様子を見ていると辛くなるけれど、お父さんが最期まで家に居たいって言うから私も頑張ります」

泣きながら話をする配偶者の言葉を今でも忘れることができません。

（3）救急搬送

そして、在宅生活11か月目、1996（平成8）年7月下旬、夜中に呼吸状態が悪化し、意識レベルが低下したため救急搬送されました。翌朝、意識が戻ったA氏は「うちに帰りたい」と配偶者に語ったそうです。

私は、配偶者から、

「気が動転してしまって救急車を呼んでしまった。家に連れて帰りたい」

という相談を受けました。そこで、主治医と病棟管理者に報告したところ、「今日1日様子を見て、明日、救急車で退院してもらおう」ということになりました。

ところが、翌朝になってさらに意識レベルが低下、退院は困難な状況に陥りました。その日、主治医が担当する予定の手術患者の発熱により中止となったこともあり、主治医が判断を下し、主治医付き添いのもとで救急車による退院となりました。道中は20分程度でしたが、途中、呼吸停止が生じてもおかしくないほどの状態でした。

（4）在宅死

自宅は団地の3階でエレベーターはありません。救急車の運転手と長男、主治医が担架を抱え、私が点滴ラインを持ち、A氏を自宅の自室のベッドへ横臥させました。配偶者など家族が何度も名前を呼び続けたとき、意識が戻りました。

「あ〜、家（うち）だ」

A氏は笑顔で応えました。それから15分ほど後のことです。A氏は大きく息を吐いて逝去しました。

3-5 看取りケアの原点で私が学んだこと

前項の事例が私にとっての看取りケアの原点です。訪問時にA氏や配偶者と対話したこと、看護の場面、医療機器や薬剤配置の様子等、今でも鮮やかに覚えています。A氏に訪問看護している頃に起った世の中の大きな事件のことも覚えています。A氏の最期は、一つひとつの場面が鮮明に思い出されます。あの日、あの場面を体験したことが、看護師としての今日の自分があるとも思っています。

（1）なぜ、原点なのか

私が訪問看護を希望したのにはきっかけがあります。訪問看護ステーションを設立する前年のことですが、祖父が在宅死しました。当時、私は総合病院の泌尿器科（腫瘍）病棟で看護師をしていました。祖父のことで母親から相談を受けても在宅看護に関しては、無知な状態でしたので、「役所に聞いてみて」、などという助言しかできませんでした。手術した患者が再発等で再入院し、「家に帰りたい」という患者の訴えを聞き届けたいと思いましたが、それはかなわず、最期を病院で迎える人を看取っていました。

そのようなときでした。訪問看護ステーションが設立されることになったのです。私は、看護部長に志願して立ち上げメンバーになりました。

私は、病棟看護師として、病院で多くの患者の最期をみていましたが、A氏は、私が訪問看護師として初めて在宅で看取った患者でした。本当に穏やかで、心から安心して逝かれた初めての患者でした。

A氏の看護を通して、死生観について深く考えました。私は、「最期に安心できる環境を整えることの意義」をA氏から教えていただきました。住み慣れた家、いつも一緒にいたい人、家族の心のあり様や変化などについて、24時間態勢で関わることによって身近に感じることができました。

終末期ケアでは何をなすべきなのか。死の宣告を受けてから死の瞬間まで、治療の施しようのない状態にあって、看護師としてできる看護があることを体験しました。

しかし、今では、できない看護があることにも想いが至ります。

(2) 私がこだわる看取りケアの領域

余命宣告をされても、患者には暮らしがあるということを肝に銘じたいと考えています。その暮らしの延長線に「死」は存在しているとしても、「今、生きている」瞬間、瞬間にできる看護がある、ということにこだわってみたいと思っています。

「今の生活、今の時間」に寄り添い、支えていくことができる看取りケアを学んでいきたい、考えたいと思いました。そして、その人に相応しい看護をしていきたいと覚悟しています。

（3）できること、できないこと

治療が困難な病気もあります。認知症の患者もいます。ＡＤＬが著しく低下した患者もいます。その人がその人らしく、その地域で暮らし続けていくことを支えていくために看護ができる役割について考えていきたいと思っています。

私は、その人に向き合い、あるいは、寄り添い、看護を実践していくことの意義や価値について考え続け、実践したいのです。

しかし、できない看護があることも見えつつあります。できる看護、できない看護があるとしても、看護師である前に一人の人間としてできることがあるのではないか、とも思っています。

（4）大切にしている看護、大切にしたい看護

最期の息一つは、その人が、その人の生命を、この世に残す証であると考えます。

最期に至る時間と空間を共有しつつ、看護師として、何にこだわり、人間として何を大切にしていかなければならないのか。看取りケアで、その人とその人の家族とともに、

向き合う看護、寄りそう看護をめざしたいと思います。

「IF I were you」（もし私があなただったら）の観念を大切にし続け、臨床の看護場面で実践していきたいと考えています。そのためにさらなる、臨床知を学び、「人間」そのものを学んでいきたいと思います。

看護理論家のパトリシア・ベナーは、人間を身体に根ざした知性としての存在、およびそれぞれの属する文化および家族を通じて背景的意味を与えられると教示しています。また、ベナーは、人間は関心を通じて自己以外の事象に巻き込まれ関わり合う、自らの関心によって規定される存在であると述べています。

さらに、ベナーは看護を、「ケアリング関係であり、つながりやかかわりを可能にする条件である」と教示しています。

また、ベナーは、「看護はケアリングの実践であり、その技と倫理、および責任感によって導かれている」としていますが、ここに、私が臨床知を深めていく基盤があると受け止めました。

看護実践は健康、病気、および疾患の生の体験と、これら3要素の関係についてのケアであり、実践であると考えます。

3-6 在宅での看取りケアの重要な要素

さまざまな事情から、病院で最期を迎えることも、あるいは在宅で最期を迎えることもあります。在宅で最期を迎えるためには、いくつかの要件があると思っています。

①本人が在宅死を望んでいる
②苦痛の緩和ができる
③訪問看護あるいは訪問介護を利用することができる
④家族が在宅死を容認している
⑤主たる看護者が家族である

在宅での看取りケアを行うか否かは、本人と家族の考え方によります。自宅で死にたいという本人の望み、かなえさせてあげたいと願う家族の想い、これが在宅の看取りケアの重要な要素です。

ところで、今の時代、核家族や共稼ぎなどから本人や家族が在宅での看取りケアを体験していないことが多いのではないでしょうか。

誰もが死と向き合うときには、不安どころか恐怖さえ覚えるものでしょう。看取りケアの看護者としての体験がないと、看護者も不安や苦痛に苛まれるものです。看護の仕方を間違えて、死期を早めてしまいかねない、それなら、死を迎える場所は病院がいいということにもなりかねません。

（1）地域医療の充実

①地域とともにある医療

在宅における看取りケアは、地域医療なくしては困難です。地域で生活する人々に対して、適切な医療サービスを提供するために地域医療が必要です。

地域医療とは、いくつか定義がありますが、地域とともにある医療ではないでしょうか。地域医療にはprimary careが欠かせませんが、primary careには、accessibility（近接）、comprehensiveness（包括）、coordination（連携）、continuity（継続）、accountability（責任）が求められています。

②在宅医療

患者の自宅を中心とした医療です。「その死を自分の愛する家族とともに迎えたい。そこには、コレクションなど愛着のこもった品々があり、あるいは愛する犬や猫もいる。最期は自宅で迎えたい」という願いをかなえることが在宅医療です。

③かかりつけ医

かかりつけ医を英訳すると、home doctor、family doctor あるいは primary physician などです。在宅医療にはかかりつけ医、そして主治医が必要です。

かつて、日本の多くの家庭では、近所のお医者さん（主治医）がいて、何かにつけて相談を持ち込んでいました。主治医は、必要に応じて専門医師を紹介し、手術や精査のための病院を紹介していました。主治医は、ときには、往診もしますから、家の中も家庭の事情も分かっていました。

介護保険法と「かかりつけ医」は関係があります。介護保険は、「主治医意見書」を必要要件としています。主治医と「かかりつけ医」とでは異なるのでしょうか。患者には、主治医になった医師には、「かかりつけ医機能」を持ってもらいたい、という想いが強いことでしょう。

在宅医療を普及していくために、特に、在宅における看取りケアを行っていくためには、かつての主治医の存在を問い直す時期がきていると思います。

いつでも、どのような医学的なことでも、気軽に相談に乗ってくれ、必要に応じて、適切な医師や病院を紹介してくれる、何よりも24時間、いざというときに頼れるお医者さんがいる、こうした人物がかつての主治医です。

（2）専門職の連携

在宅医療において療養を支えている専門職は、なんといっても主治医ですが、療養上の世話をする専門職は訪問看護ステーションの訪問看護師です。また、訪問介護ステーションの介護福祉士等の介護職も生活の支援をする専門職です。

①医師と訪問看護師の連携

訪問看護ステーションにおいて、看護の業務に就く看護師のことを訪問看護師と言います。看護師の役割は、「療養上の世話および診療の補助」（保助看法）です。緩和ケア、鎮痛薬ケアなどは診療の補助の領域ですから、医師の指示を受けたうえで行う診療の補助に当たります。主治医あるいは病院の医師との連携は不可欠です。

本人や家族の不安を和らげることは訪問看護師の役割です。訪問看護師として専門性を発揮して看取りケアに当たることが求められています。しかし、何よりも本人や家族との関係性が何としても必要になります。

そこで、訪問する回数と訪問時のケアの内容が問われます。

不必要な訪問は避けなければならないとしても、状態がよくないときには、昼間の定期訪問だけではなく、夜間にも訪問をすることも必要です。

家族にとって、目の前の本人の病状をみるにつけ、時間が深夜であっても医師を呼び出したいという衝動に駆られるはずです。

そこで、まずは、訪問看護ステーションの訪問看護師の訪問は本人と家族に安心を提供することになります。

そして、状態に応じて、訪問看護師の判断によって主治医や病院の医師の訪問診療に繋げていきます。

②看護師と介護職の連携

訪問看護ステーションと訪問介護ステーションの連携は今や時代の要請です。診療の補助あるいは療養上の世話が看護師の役割ですし、生活の支援を担当する役割が介護福祉士等介護職です。

看護師と介護職の連携は、看取りケアを24時間体制で行うためにも必要です。

昼夜も休日でも、本人や家族を支援する体制は、看護と介護の連携によって本人や家族に安心を提供することができると思います。

③看取りケアの情報共有化

主治医そして病院と訪問看護ステーション、あるいは訪問介護ステーションの間で定期的にカンファレンスを行い、診療や看取りケアに関する情報を共有する必要があります。

介護保険の場合は、ケアマネジャーが関与します。

④在宅医療ネットワーク

医療、看護、介護、福祉および行政の関連機関による在宅医療ネットワークを形成する必要があります。在宅医療ネットワークは、コミュニティ・ベイスド・チームケアを実践する仕組みです。

そのためには、在宅医療を行う医師が必要です。末期がんの患者が在宅死を望んでも退院できないことが多いのです。在宅医が見つからないためです。真の医療ニーズが満たされていないのです。

3-7 看取り期の症状緩和と援助

死に逝く人の苦痛を緩和し、心の痛みを癒し、医療や看護における援助のことを「症状緩和と援助」と言います。

（1）症状を緩和する

症状を緩和するためには以下の3つの考え方に立って推進する必要があります。

①看取りの開始は医師の診断ありき
②医学的処置だけが痛みの緩和ではない
③生き抜くためのケアを提供する

（2）看取り期を援助する

看取り期を援助するためには3つの視点に立つ必要があります。

①ADLの変化に応じたケアがある

ADLとは、生活を送るために必要な動作である食事、排泄、入浴、整容、衣服の着脱、移動、起居動作などです。

例えば、片麻痺などの後遺症が残り、ADLが低下する場合があります。

寝返りを打つ。手で支えながら起き上がる。ベッド上に座る、立ち上がる。トイレまで行って、排泄し、元の場所に戻ってくる。片麻痺などの後遺症がある人にとっては、このようなＡＤＬが困難になる場合があります。

そして、ＩＡＤＬで日常生活に必要な動作のうち、ＡＤＬより複雑で高次な動作をＩＡＤＬと言い、買い物、洗濯、掃除等の家事全般、金銭管理、服薬管理、交通機関の利用、電話の応対などです。

①ＱＯＬを保持するために必要なケアがある

ＱＯＬには、「生きがい」や「満足度」という意味があります。ＱＯＬ評価法（SF-36、WHO QOL-26など）も活用されています。

ＱＯＬを向上させるためにはどうしたらいいのでしょうか。ＱＯＬを評価するためには、「生活機能」と「障がい」の状況を把握する必要があります。

③死に逝くことに応じたケアがある

看取り期は、治癒しない状態です。看取りには、昔から死出の旅立ちという表現がありますので、見送りという概念も含まれます。

看取りには、本人の意思を尊重することが大切だという考えは多くの人が共感するでしょうし、なるべく自然に穏やかな最期を迎えたいと望む人が増えつつあります。

例えば、延命治療を望まないという考え方が増えていますので、看取りケアには死に逝く人に応じたケアがあることを認識する必要があります。

（3）ストレス緩和

看取り期のストレスは、本人だけではなく家族にも大きな影響を与えます。のみならず、訪問看護師などケアを提供する側にも精神的負担を課します。

痛みを緩和するケアの仕方、生き抜くための援助の仕方、死の恐怖を緩和するケアの仕方がストレス緩和の対象です。

ストレス緩和に関する3つの考え方があります。

①認知療法

ストレスを招きやすい物事の捉え方である「認知のゆがみ」に気づき、それを再検討して、現実的で合理的なものへと修正していく心理療法です。

②ストレスコーピング

ストレスが起きたときに、格闘するのではなく、上手に付き合っていくことです。例えば、次の8種類があります（ラザルスの分類）。

・直面的対処……失敗を恐れずに向かい合うこと

・距離を置く……考えないように、忘れたりする

・自己コントロール……慎重な対処など、自己管理をする
・社会的支援を求める……相談機関や専門家に相談する
・責任を引き受ける……反省したり、謝罪したりする
・逃避、避難……責任から逃げたり、かわしたりする
・計画的な問題解決……計画に沿って、問題を解決する
・積極的な再評価……困難の後の成長のように、結果を再評価する

③アサーション

不要なわだかまりやトラブルを作らないために、相手も自分も大切にしたコミュニケーションをとっていくのが「アサーション」です。

3-8 いい在宅ケアに求められるものとは何か

影響力からみた母国語のランキングは英語が第1位です、2位以下は、公用語という意味合いがあるからでしょうか、フランス語、スペイン語と続き、さらには、アラビア語、中国語（マンダリン）、これが上位5つです。日本語は、ドイツ語の後、9位です。そこで、英語の格言をもとに、訪問看護の立場に立った在宅ケアの良し悪し、出来不出来を考えてみましょう。

1　好機を作り出す

賢い人は自分が見つける以上に好機を自分から作り出す。（A wise man will make more opportunities than he finds. ベーコン）

訪問看護師にとって、在宅ケアを体験することは能力を研鑽するためだけではなく、専門職としてのみならず人生の好機ではないでしょうか。

「私を担当に選んでいただきありがとうございます。私は、ケアを実践することで自分を創ることができると思っています」

私にとって在宅ケアは、担当に望んだ方、家族がお思いなっている以上に好機なのです。なぜなら、私は最良の在宅ケアを実践することができるからです。そのように申し上げたいと思っています。

2　第一印象

良い第一印象を与える機会は一度である。（You never get a second chance to make a good first impression.）

対象者や家族が不愉快そうな顔をしていたら、先手必勝で笑顔のアイコンタクトをしましょう。

最初の出会いが在宅ケアの良否につながっていきます。もし、対象者や家族が不機嫌そうでも、不愉快そうでも、そう見えるだけかも知れません。たぶん、戸惑っているか、現実を受け入れられないからでしょう。

在宅ケアの実践には、ケアの専門性を発揮するのは当然としても、人間関係においても第一印象を最高の出会いとして創り出すことが必要ではないでしょうか。

3　真の寛大さ

真の寛大さは、誰がしてくれたかが分からないことでも人にしてさしあげることである。(Real generosity is doing something nice for someone who'll never find it out.　F・A・クラーク)

在宅ケアは、さりげなさが求められます。「してあげている」という意識はタブーです。在宅ケアの良否は、さり気なく、当たり前のケアができているかどうかにかかっています。人に認められたい、褒められたいということだけでケアをしていたら、傲慢あるいは独りよがりのケアになりがちです。

さりげなさは気働きに結びつきます。気働きとは、気の利くことや気転のことですが、事のなりゆきに応じて、即座に心がはたらくことです。

あたり前のケアとは、手抜きをしないことです。

健康あるいは病気のバロメーターがバイタルサインです。例えば、脈拍、呼吸、体温、血圧、意識、反射などです。日々、バイタルサインを確認することになっているのに、した日としない日があるようでは手抜きバイタルチェックです。

4　成功と幸福

成功はあなたが欲しいものを得ることである。幸福はあなたが得ているものを好きに

なることである。(Success is getting what you want. Happiness is liking what you get.)

　在宅ケアの成功とは、対象者が自分らしい生活を送れるように支援することではないでしょうか。欲しいものとは、神から授かった「生命」であり、生命を慈しむことです。あなたが得ているものは、ケアの知識や技術です。好きになるとは、しなければならないケアを誠実に実践し、そのうえで、新たな知見を求め、最新で安全な技術を学修することです。

　学修と学習は異なります。学習は、学び習うことです。過去の経験の上に立って、新しい知識や技術を習得することです。学修は、学びつつ修めることです。プロには、習得ではなく修得が求められています。

5　しがみつく

成功の多くは人が諦めた後でも、なおしがみついていることによってもたらされる。(Success seems to be largely a matter of hanging on after others have let go. W・フェザー)

　病気が治らないから終わりではありません。人は、病気と仲良く付き合っていくことができます。病との闘いは病気を治すための闘いですが、治らないとしても闘いに敗れたことにはなりません。自分を生かすための闘いがあるからです。最期のそのときまで、自分らしく生きる闘いの道のりを踏むことが成功なのです。

最期まで、その人らしく生きるための闘いを支え、病と向き合い、在宅ケアの相棒としてともに歩む関係性を保つことができたら在宅ケアの専門職なのです。

6 価値のない人を尊敬する

自分に価値のない人を尊敬する。これが紳士の究極のテストである。（This is the final test of a gentleman. his respect for those who can be of no posible value to him. W・L・フィリップス）

そもそも価値のない人間などいません。その時代、その時代で、社会の流れを読んで、サムシングを価値として後生大事にしている人もいますから、そういう人からすると価値がないと思えることもあるかも分かりませんが、人間は一人ひとり価値ある存在なのです。

在宅ケアの対象者をかつての地位や身分、金持ちか貧乏かなどで価値づけて、ケアに差をつけるようでは、それこそ、価値のない在宅ケアの担当者になってしまいます。

7　褒める

褒めるときは人前で、注意するときには2人のときに。(Praise in public. Criticize in private.)

在宅ケア中に対象者がしてほしいことをしてくれない、在宅ケア担当者の言うとおりにならない、そうなるとついつい強い口調になりがちです。褒めることも叱ることも、行動として大事にしたいことは、在宅ケアの主人公は誰かということです。

在宅ケアをしてあげていると思っているときには強い口調になるものです。「してあげている」から「してさしあげる」に意識を変えるだけでも対象者との関係は異なってくると思います。

そして、「してさしあげる」を「させていただいている」へと意識変容ができると更に良好な関係性が生じてくると思います。相手の立場に立つことによって、注意する場面も少なくなるでしょうし、心なしの無理やりに褒めることもなくなるでしょう。

8　帆の向きを変える

風の方向を変えられないなら、帆の方向を変えなさい。(When you can't change

the direction of the wind-adjust your sails.)

実践している在宅ケアが思うようにいかないとしたら、何度でも対象者や家族と話し合いを持って、望みがかなえられるのか工夫していきたいものです。

在宅ケアの担当者が川上に居て、対象者や家族を川下にしているとしたら、風の方向は川下に向かって流れることになります。川下に流れることを心地良いと思うかも知れません。

在宅ケアの不具合や不都合を、対象者や家族のせいにしていたら在宅ケアの専門職としては成功には辿り着かないでしょう。在宅ケアは、対象者や家族の望みをかなえるために必要なのです。そう思えるようでしたら帆の方向を変えることができるでしょう。

早わかり

Q&Aでわかる「在宅看取り」の基礎知識

◎在宅看取りに際しての戸惑いや迷いをスッキリ解決

Q1　病院の看取りと在宅の看取りとではどのような違いがありますか。

A1　看取りは、死期まで病人のそばにいて見守り、世話や看病をすることです。病室の看取りは点滴、人工呼吸器、人工透析など医師を主体とした医療チームによる延命治療を施しつつ死期を看取ります。在宅の看取りは、延命治療よりも自然な死を享受し、家族を主体として世話や看病を行い看取ります。

Q2　在宅での看取りは、どのような準備が必要になりますか。

A2　本人、家族および医療者による三位一体の連携が必要です。医師の診断によって、本人が看取り期であることが必須です。家族だけでの世話や看護は思い通りにならないことが多く、医師による往診、訪問看護師などと密接な連携が必要です。病室の看取りでは死後の処置などは看護師が行いますが、在宅での看取りでは通常は家族が行いますから、家族には清拭やエンゼルケアなどの実践的な知識やスキルが必要です。

Q3　病院における看護師の看護と、在宅における看護師の看護の違い、あるいは役割の違いがありますか。

A3　看護師の法的な役割は「療養上の世話および診療の補助」ですが、病院も在宅も変わりはありません。しかし、病院におけるチーム看護とは異なり、在宅における看取りの看護は一人の看護師が対応します。死期が迫っていることから、看護に対する高い技術力、家族をも支援していく連携力が必要です。

Q4　在宅における看護はいつから始まりますか、どのような看護をするのですか。

A4　回復の見込みがないと判断されたときから看取りの看護が始まります。在宅における看取りの看護は、死期が迫っていることを前提に看護や治療に当たります。本人と家族の痛みや苦痛を少しでも緩和して差し上げ、人生の最期の時までその人らしさを保てるようケアすることです。

Q5　看取りケアを実践する場合の看護のポイントはどのようなことですか。

A5　看取りケアと看護実践は切り離せないほど看護師は大切な役割を果たしています。

看取りケアの看護のポイントは以下のとおりです。

1. 回復や治癒が見込めない、迫りくる死に対応した看護である
2. 死生観を確認して生き抜くための看護を行う
3. 本人と家族が悔いを残さないための看護を実践する
4. 死の予期による悲嘆の中にあっても希望を見つけて生をつなげる看護を行う
5. 死の受容、不安、恐怖を繰り返す本人と向き合い、生きることを支える看護を行う
6. 本人の願いを中心に添えつつ、家族の意向を尊重した看護を行う

看取りケアでは本人だけではなく家族も、眠ったらこのまま目が覚めないかも知れないという不安に駆られることがあります。

本人と家族の死に対する畏れを傾聴します。室内の照明を適度に保ち、ゆったりとしたコミュニケーションを心掛けます。必要な処置、マッサージなどを行い、寄り添います。最期まで質の高い看護を提供し、看取り期に寄り添い、より本人らしい生き方ができるように知恵を働かせ工夫をして看取りケアを行います。

Q6 看取りケアにおける看護計画はどのように立てたらよいでしょうか。

A6 本人の身体的、精神的状態は一人ひとり異なりますから、個別的な看護計画が必

要です。看取りケアの看護計画でもアセスメントが重要です。アセスメントのポイントは以下のとおりです。

1．本人と家族の意思確認を行う
（1）本人の意思を確認する
（2）複数の家族が存在する場合、家族間の合意を確認する
（3）緩和ケアなどの医療的処置や延命措置について事前に確認し、合意を得る
2．心身の痛みに対する措置、ケアの仕方を決める
（1）体の痛みの緩和、薬の副作用への対処などの必要なケアを確認する
（2）死に対する不安、不眠、恐怖感、うつ症状に対するケアを行う
（3）死期が近づき、自責や後悔、悩みに対する問題など精神的症状の緩和ケアを行う
（4）残された家族への財産管理、社会的役割の喪失感、収入など経済問題の相談に乗る

アセスメントをもとに看取り期の診断や病状の説明を本人と家族に行います。医師と連携をとりながら、看取りケアに対する看護計画書を作成します。そして、その看護計画に基づいた看護を行います。

Q7　看取りケアにおける看護観察項目はどのようなことが必要ですか。

A7　看取りケアの看護観察は身体的な状況だけでありません。精神的な状況を観察します。看護観察項目は以下のとおりです。

1. バイタルチェック（心拍数、呼吸、体温、血圧など）の変化
2. 食事の量や服薬の有無
3. 睡眠の状態、睡眠の深さや時間
4. せん妄は出現していないか（脳の機能低下や薬による体の状態変化などが原因）
5. 褥瘡の有無や本人が感じる身体的痛みをスケール等を用いてチェックする（清拭時等で）
6. 全身の皮膚状態を確認する
7. 本人との対話から精神的状態、不安定になっていないかを把握する
8. 咽頭部に喘鳴《ぜんめい》がないか（ごろごろといった死前喘鳴）
9. 死が直前に迫ったことのサインを見落とさない。下顎で呼吸をしていないか。下顎を大きく上下して、あえぐような呼吸を繰り返していないか（脳に酸素が十分に届いていないことが原因）
10. 死が迫っている状態になったら直ちに医師に連絡する

11. 家族が本人の死と向き合っていられるか、家族の不安を把握してケアをする

Q8 在宅の看取りケアにおける多職種連携は必要ですか。

A8 在宅の看取りケアは主として訪問看護師が本人および家族を支援します。しかし、看護師だけではできないこともあります。

例えば、医療行為です、医師法によって医師の名称と業務独占となっています。看護師は死の判定はできません。また、本人の状態次第ではケアマネジャーによるケアプランによる訪問介護等が必要なこともあります。看取りケアは、訪問看護師に限らず多職種が連携して本人とその家族を支えることが大切です。また、在宅での看取りにはがん患者等もいます。がん患者は段階的で急激な体調の低下が見られます。悔いのない看取りを行うためには多角的な支援が必要になります。本人と家族の言い分に良く耳を傾けて、解決できることは多職種で連携して支援します。

Q9 私は訪問看護師ですが、看取りケアを担当することになったらと思うと少し不安が過《よぎ》ります。特に、急変時の対応や処置が気になります。

A9 もっともな気持ちではないでしょうか。病院と在宅とでは医療環境が異なります。

在宅では看護師や医師など医療の専門家は常駐していません。在宅の看取りケアに対する本人や家族の不安は急変時の措置です。急変時の判断をはじめとして、誰に相談したらよいか、どこに連絡したらよいかということです。訪問看護師として本人や家族と事前に、看取りケアができること、できないことなどを丁寧に説明し、理解を促進して下さい。急変時の連絡体制はむろんのこと、本人と家族の望み、願い、不安を受け止めて適切な対応できるように助言を行って下さい。

Q10　主治医の往診時や訪問看護師の訪問時は医療専門任せですが、私たち家族だけの時間、特に深夜に本人の苦痛に歪む表情に何もできない自分をもどかしく思っています。【家族のとまどい、悩み】

A10　疼痛管理は看取りケアにおける大きな課題です。死が近づくと身体的にも精神的にも苦痛が生じます。身体的な苦痛は医師や訪問看護師と相談して下さい。医師による適切な処置あるいは薬の処方です。精神的な苦痛、不安にはともかく本人に寄り添って下さい。苦痛は本人だけではなく家族にも負担になります。本人に悔いのない最期を迎えてほしい、それゆえに、家族はこれでいいのかという自問自答をするものです。家族も悩みを抱えていることが多いのです。主治医や訪問看護師に家族としての葛藤や戸惑いなどを赤裸々に訴えて下さい。訪問看護師に心を委ねて下さい。訪問看護師は本人の体や心のケアを行うだけでなく、死を受け入れがたい家族の不安や辛い思いをケアするなど家族への支援も行っています。

Q11　在宅の看取りケアに対するケアプランは誰が作成しているのですか。訪問看護師が言う看護計画とは異なるのですか。【よくある家族の疑問、質問】

A11　訪問看護師が行う在宅での看取りケアには、訪問看護師自身が作成する看護計画があります。看護計画を英語にするとケアとプランでケアプランになりますが、実は、看護計画は介護保険が定めるケアプランとは異なります。介護保険が定めるケアプランは地域の居宅介護支援事業所などに所属するケアマネジャーが主体となって作成するものです。訪問看護師は医療保険だけではなく介護保険上のケアも行います。看護計画あるいはケアプランにともなって看取りケアを行っています。看護計画もケアプランも在宅の看取りケアに関して本人と家族を中心に考え、ケア業務を実践することには相違ありません。在宅つまり自宅で死を迎えるに当たって必要なケアは何かが共通の内容です。

看護計画とケアプランにとって、欠かすことができないことがあります。それは、急変時の対応です。家族の悩みや負担の最も大きな事柄は、「いつその時、最期が来るのかわからない」ことです。看取り期では家族は緊張状態が続きます。体調の急変があったときの連絡方法や手順を、看護計画やケアプランに明確に手順化する必要があります。家族としては気になっていることをそのままにしないで、訪問看護師に尋ねて下さい。

さて、在宅の看取りに関わる専門職は主として医師、看護師、介護専門職です。医師は主治医として往診します。看護師は訪問看護師として看取りケアを行います。訪問介護の専門職は食事、入浴など日常生活の支援に関わります。在宅での看取りにはこうした医療や介護専門職との連携が大切です。

1．主治医の往診……医師は本人の病状を診療し、家族に安心を提供しています。急変時の医療処置や最期の死の判断など重要な役割を担っています。

2．訪問看護師による看取りケア……看取りケアにおいて重要な役割を担当しています。定期的に自宅を訪問し、状態の変化に対応したケアを行います。医師との連携も訪問看護師が行います。家族の不安や本人の状態を身近で把握する存在です。

3．訪問介護専門職による日常生活の支援等……看取りケアには訪問介護を利用することもあります。食事介助や入浴介助など、本人または家族の希望に合わせて有効に活用することができます。

第4章

看取りケアの質を
さらに向上させるために
実践したいポイント

4-1 もしもあなたが在宅看取りケアをすることになったら

看取りケアは、本人の最期のひと息まで心をこめたケアを行うことと述べてきましたが、実は、私だけではなく、最期を体験した読者はいません。

それでも、私は訪問看護師として在宅での看取りおよび病棟看護師として病院でのターミナルケアを業務として行ってきた経験知がありますし、読者の中にも家族を看取った経験がある方もいらっしゃると思います。最期を体験する立場変容はできないまでも、想像の領域ではありますが、「もしもあなたが看取りケアをすることになったら」という見方や思考はできるのではないでしょうか。

1　おもてなし（ホスピタリティ）の究極が看取り

さながらご自宅で最期を迎えるようなケアを実践したいものです。

かつて、日本人の多くは「畳のうえで死にたい」という想いがありましたし、いままでも、「慣れ親しんだ自宅で逝きたい」という想いの高齢者は多いでしょうから、在宅での看取りケアを意義や価値あるものにしたいと思います。

（1）在宅での看取りケアに対する信頼度を高める

本人や家族が安堵し、納得していただけるケアを実践することが信頼度を高めることになります。

（2）看取りケアはたった一度限り

その人らしい人生の終焉に寄り添い、その人の最期のひと息と向き合うことが看取りケアです。人生の終着点が最期ですから、看取りは日常生活の延長線上にあります。

①根拠と感受性が求められる

根拠とは、拠り所です。ケアを実践する者には感受性も求められます。

②どのように看取りケアをするのか

根拠と感受性を駆使してどう接するのか、どのようなケアをするのかが課題となります。

（3）おもてなしにも根拠が必要

おもてなしというと気働きができることと考えがちですが、おもてなしにも根拠が必要です。根拠は6つあります。

①遵法……法的根拠と言います。医師法、保助看法、健康保険法、介護保険法など関連法規どおり適法に行うことです。

②科学性と理論性……科学的根拠と言います。最新の理論、最適で安全な技術を活用することです。

③チーム連携……訪問看護師は単独で看取りケアを行うことが多いのですが、所属する訪問看護ステーションのマニュアルやルールにしたがって業務をするという組織的根拠が必要です。

④人倫行動……倫理的根拠と言います。ハラスメントなど倫理に悖《もと》ることをしてはならないということです。

⑤人間性尊重……全人的根拠と言います。人間の尊厳を損なってはならないということです。

⑥伝承や習わし……慣習的根拠と言います。伝承や習わしを無視し、蔑ろにした業務をしてはならないということです。

６つの根拠のうち、看取りケアにとって、拠り所として最も留意しなければならない根拠は全人的根拠です。

（４）おもてなしには感受性が求められる

看取り期にある人は不安、恐怖そして心理的葛藤が波打っています。

看取りは、「死」が対象ですから臨床科学とりわけ生命科学ありきです。死の判定は医学つまり生命科学なくしてできません。しかし、看取り期に生じる葛藤に対応するためには感受性が関わります。

看取りケアには、2つのアートが必要です。アートとは芸術であり、技術のことです。「天性は神の啓示であり、芸術は人間の啓示である。」（ロングフェロー『ハイペリオン-三』）、あるいは「味に徹した人生也。此心境を芸術と云ふ。」（島村抱月『断片』）という名言もあります。慰め、癒し、励ましなど対人関係のアートそして生活支援、空気、陽光、暖冷、静けさの確保など環境のアートは欠かせません。

（5）看取りのケアの心構え

3つに集約できます。

①本人の尊厳を保つ
②本人と家族の期待に応える
③本人と家族の分かち合いを支える

①②③を実践するためには必要なことがあります。思いやり、良心および適切な振る舞いです。思いやりは信頼につながりますし、良心は一つのことに集中してことをなす専心さが、また、適切な振る舞いをするためには適切な能力が必要です。

2　看取りケアの実践

看取りケアにとって最も重要なことは、本人が最期までどのように生き抜くのかです。在宅における看護の看取りケアは、本人が最期までどのように生き抜きたいのか、本人の生き方を支援することです。

（1）在宅における看護で看取りケアを担当するための資質

看取りケアは死と向き合うことになりますから、死生観を中核とした確固たる哲学で形成された資質が求められます。看取りケアに必要な資質としては、思考性、姿勢そして能力です。

①思考性……倫理的思考が必要です。倫理とは人としての倫（道）、専門職である前に人間としてたゆまず陶冶することです。

②姿勢……誠実で謙虚な姿勢が求められます。

③能力……自らのみならず関係者の行動をも喚起する能力が必要です。

（2）看取りケアの基本方針を定める

看取りケアには基本方針が必要です。基本方針とは、看取りケアがめざすケアの実践あるいは制約条件のことです。

実践あるいは制約条件の要点は3つあります。

①してはいけないことはしない
②やるべきことは確実に行う
③粗末に扱ってはならない

（３）看取りケアの質を高める仕事のサイクル

基本方針にともなって看取りケアを実践します。実践するために留意しなければならないことがあります。それは、ＰＤＣＡサイクルです。

①Plan……看取りケアの方針にともなう看取りケア計画です。
②Do………看取りケアの実践です。
③Check…看取りケアの計画どおりにケア実践ができているかどうかを点検して評価します。
④Action…改善が必要な箇所を修正することです。

（４）看取りケアの手順

物事をする順序や段取りのことを手順と言います。看取りケアにとって、主要な手順は「看護計画」や「ケアプラン」です。看護計画やケアプランにしたがって、看取りケアを手順を踏んで実践します。

看取りケアを手順よく実践するにしても、本人や家族にとって思いもよらないことになっては混乱することになりますから、手順の流れや手順の内容を説明する必要があります。看護計画やケアプランの説明に当たって留意する事項は5つあります。

①精神的・身体的状態の変化および対応
②在宅における看護でできること、できないこと
③看取りケアの基本的手順および看取りケアの内容
④本人および家族の意向や意思を事前確認し、意向確認書に認める
⑤意向確認書の確認と適宜の見直し

（5）看取りケアの進め方

医師の看取り期に対する診断を受けて看取りケアを進めます。

①本人および家族に対する充分な説明と同意……看取りケアに関する看護計画やケアプランの作成時および看取りケア実践時に行います。
②意思疎通のためのカンファレンス……死の直前、逝去時および逝去後に行います。

3　看取りケアと医療行為

看取りケアに対する医療行為の基本は緩和医療です。

（1）緩和医療

緩和医療とは、痛みや苦痛を緩和する医療のことです。痛みには厄介なことがあります。痛みとは他者がとやかく言うことではありません。本人が痛いと訴えるすべてのことが痛みです。その人が訴えるときにはいつでも痛みは存在します。

①痛みそして痛みによる苦痛は、その人しか分かりません。

②看取り期になると、本人から痛みを訴えることは難しく、痛みがあることを把握するのは困難な場合が多いものです。

（2）看取り期に予測される医療行為

主として5つあります。

①点滴

②痰吸引

③酸素吸入

④褥瘡治療

⑤経管栄養

（3）医療行為に該当しないケア

医師法第17条、歯科医師法第17条および保健師助産師看護師法第31条の解釈について（医師政策第0726005号平成17年7月26日）にある通り、医師・看護職員以外が行える医療行為は以下の内容です。
①爪切り
②体温測定・自動血圧測定器による血圧測定
③一包化された内服薬の内服（舌下錠使用含む）
④湿布貼付
⑤皮膚への軟膏塗布（褥瘡処置を除く）
⑥点眼薬の点眼
⑦座薬挿入
⑧浣腸（市販）
⑨パルスオキシメーター装着
⑩耳垢除去
⑪口腔内の清潔
⑫ネブライザー介助
⑬軽い傷などの処置（専門的な判断や技術を必要としない）
⑭自己導入カテーテルの準備や体位保持
⑮ストマ装具のパウチに溜まった排泄物の処理

4-2 看取りのステージごとのケアとそのポイント

看取りケアは、時期ごとにポイントがあります。

1 看取りに必要なケアのポイント

①看取り移行期までのケア
・出会い時
・安定期
・看取り移行期

【ケアのポイント】

日々の暮らし、本人の意思、家族の希望、チームケアの方式や連携、専門職としての役割行動、死生観、人格尊重、カンファレンス、記録等。

②看取り期のケア
・看取り診断時
・容態観察時

【ケアのポイント】

急変時対応、終末期リハビリ、苦痛の緩和、家族ケア、医療処置等。

③臨死期のケア

・死亡前1週間前

・死亡前48時間以内

・死亡時

【ケアのポイント】

苦痛の緩和、家族ケア、医療処置等。

④死後のケア

・死後の処置

・葬送

・死後自宅を訪問する時期

【ケアのポイント】

死後の尊厳、家族へのグリーフケア、死後のカンファレンス、スタッフのケア等。

2　死の過程で現れる変化

看取りを行う家族に対して、死の過程で現れる変化は次のような状態だと説明します。

■死の過程で現れる身体的変化

・血圧の変化……心臓の力が弱くなっている
血圧が徐々に低くなってくる。脈を触れにくい。チアノーゼ（皮膚が紫色になる）や顔面蒼白。
・呼吸の変化……呼吸する力が弱くなっている
必死に呼吸しようとする。時々呼吸が止まる、リズムが乱れる。
・尿の量……減る、尿が出なくなる
・意識レベル低下……声をかけても、刺激をしても反応がなくなる
・死の三大徴候……呼吸停止、心拍停止、瞳孔散大

3　逝去時の留意点

逝去時のケアで留意することは次のようなことです。

■逝去時のケアの留意点

①家族が本人の傍にいられるように、（ベッドの場合は）ベッドサイドに椅子を用意する
②看取りケアの専門職が家族をさしおかないようにする
③医師が死亡確認したことと、その時刻を家族に告げて医師とともに、本人および家族に一礼する
④家族に敬意を示し、慰労を表すために丁寧に言葉をかける
⑤家族だけでお別れをしていただく
⑥家族だけのお別れの様子を見て、逝去後の対応やエンゼルケアなどについて家族と相談する

4　最期のケア

最期のケアは次のようなことです。

■最期のケア

- 声をかける（聴覚は残っている）
- 触れる、なでる、一緒にいる

・好きな音楽、香り、室温、リネン等、快適な環境を整える
・口を湿らす
・エンゼルケア

5　偲び（死後）のカンファレンス

偲びとは、過ぎ去ったこと、逝去した人のことなどを思い慕うことです。亡くなった段階で看取りケアも終わりではありません。家族にも参加を促して、訪問看護師など看取りケアは関わった多職種による看取りケアを振り返るカンファレンス（会議、確認会）も欠かせません。

偲びのカンファレンスでは、死に逝く人の声を聴くことができたか、ケアに過不足はなかったか、家族の悲嘆を受け止め、どのように家族を支えていくのかなどが話し合われます。

■偲びのカンファレンス

【目的】

①故人を偲び、あらためて哀悼の意を述べる

②故人との思い出を通し、これまでのケアを振り返り、評価を行う
③看取りケアのさらなる質の向上となる具体的内容を話し合う

【考えられる効果】
・ケアの振り返りと評価により、次の実践に活かせる
・死生観を育成する
・多職種連携が高まる（コミュニケーションの醸成）

4-3 看取りケアのインフォームド・コンセント

看取りケアにおいてもインフォームド・コンセントは重要なケアの1つです。

1 看取りケアにおけるインフォームド・コンセント

インフォームド・コンセントとは、治療やケアが必要な理由、治療やケアの効果、治療にかかる費用を明示することです。

(1) 看取りケアのインフォームド・コンセント

看取りケアのインフォームド・コンセントは、病院等で行う通常のインフォームド・コンセントの意味合いもありますが、看取りケアでの本質は、礼代(いやしろ)です。礼代とは、心から敬意を表すしるしです。

①癒し

心の悩みを解消することです。

②苦痛緩和

QOLをできる限り維持することです。

③ケアの調整

状況対応してケアの調整をします。

④霊魂に捧げる

魂が安らかなることを願うことです。

（2）インフォームド・コンセントは約束

インフォームド・コンセントは本人（死に逝く人）および家族に対する約束です。

例えば、次のようなことです。

■あなた（死に逝く人）とあなたの家族との7つの約束（インフォームド・コンセント）

①目先の場面で考えるのではなく、あなたの人生全体から思考した看取りケアを行います。

②人生訓あるいは抽象的な見方だけで看取りケアを考えるのではなく、あなたの生き方と向き合います。

③医療行為や臨床的な視点だけでなく、哲学、ケア理論、倫理的な視点を組み込んだ看取りケアをあなたに行います。

④あなたの死を悲観的に受け止めるのではなく、肯定的に受け止めたいと思います。

⑤あなたの最期が看取りケアの終わりではなく、人間として英知を働かせ、知恵を絞り、

死後のこともケアします。

⑥自分の立場からではなく、あなたとあなたの家族を慮って看取りケアを実践します。

⑦他律的（指示待ち）ではなく、自律的（主体的）に、しかも、チームとしてあなたに看取りケアを行います。

これが、「あなたに対する私たちチームのインフォームド・コンセント（約束）です」

（3）インフォームド・コンセントの記録

インフォームド・コンセントの記録は、在宅における看護を行った訪問看護師等が説明責任を果たした証拠です。

①個人情報ですから安易には開示することはできません。

②正当な権利者からの開示請求には応じます。

2　医療行為とインフォームド・コンセント

医師と本人の関係性において、医師は治療法や薬の内容について、本人に十分な説明を施し、本人の同意を得て、それを実行するという考え方がインフォームド・コンセントです。

医師は、本人に対して医療を開始する前にしなければならないことがあります。それは、これから始める治療内容について「治療が必要な理由」「治療に要する期間」「治療による効果」「治療にかかる費用」等を説明して、本人から同意を得る（インフォームド・コンセント）ことです。

（1）医療行為とインフォームド・コンセント

医療行為にのみインフォームド・コンセントが必要ということではありません。そもそも、インフォームド・コンセントは、「十分な説明を受けた上での同意」であり、看護行為すべてに求められている考え方です。

看取りケアは人としてたった1度のケアであり、人間の心理学的要因や環境的要因を配慮したケアであるがゆえに、インフォームド・コンセントなくして実施してはならないということです。

（2）看取りケアとインフォームド・コンセント

看取りケアにはおけるインフォームド・コンセントは、「治療が必要な理由」「治療に要する期間」「治療による効果」「治療にかかる費用」などをインフォームし、コンセントするだけのものではありません。

看取りケアのインフォームド・コンセントには少なくとも以下の内容を含めたものでなければならないのです。

①cure（礼代）のケア

前にも述べましたが、看取りケアは、死に逝く人に対する礼代（いやしろ）です。礼代とは、敬意を表すしるしとして提供することを言います。cureとは病気を癒し、心の悩みを解消することです。このことを前提としたインフォームド・コンセントが看取りケアに求められますし、看取りケアの専門職として最も留意すべきことです。そのうえで、本人あるいは家族に説明し、同意を得なければならないのです。

②soul（霊魂）のケア

看取りケアは魂と切り離すことはできません。魂が安らかに眠るようにと祈る（I pray that his (has) soul may rest in peace.）という気持ちなくして看取りケアとは言いません。soul（霊魂）のケアを想い、魂が安らかに眠るようにと祈りつつ、どのようなケア行為をするのかが看取りケアの専門職の課題でもあります。

③苦痛緩和ケア

苦痛とは精神や身体が感じる苦しみや痛みです。看取りケアでは苦痛をすべて取り去ることはできません。しかし、「苦痛して、遂に死に侍り」では看取りケアではありません。苦痛を訴えている本人の苦痛を和らげることができないものか、看取りケアの専門職にとって切なる願いとも言えますが、そのためには他の専門職とりわけ医師との連携が欠かせません。

厳しい状態が和らぐこと、あるいは緩めて和らげることを緩和と言います。そもそも緩和ケアとは、治癒を目的とした治療が有効でなくなった本人とその家族に対して行う医療です。苦痛緩和ケアとは痛みなどを軽減し、心理面、社会面、精神面の支援により対象者および家族のＱＯＬの維持を図ることを言います。

看取りケアの専門職は技術的側面（看護職の場合であれば看護行為）のみならず、家族のＱＯＬの維持を図るという側面にも注力しなければならないということになります。

④ケアの調整

看取りケアは死に至る様々な複雑解を解決することになります。看取りケアを担当する専門職にとってケアの調整としてのインフォームド・コンセントは欠かせません。人、ケア環境、ケア行為そしてカンファレンスなどの調整です。人については、ケアの受益者である本人、ケアの提供者である看護師や介護福祉士など看取りケアの専門職です。ケアは、本人の尊重を基盤としたものですが、本人のための自己決定プロセスを対象としたものでなければならないということです。

そこで、本人あるいは家族と相互作用する外部要因や環境を確認する必要があります。ケアの環境は、「病人でも健康な人でも人々に影響を及ぼし合う食べ物や水から社会的要因の環境的要因がある」(フローレンス・ナイティンゲール)です。

看取りケアは、安全であることは当然として、ケア行為を施す前に人間としてケア行為を実践しなければならないという観点に立ったインフォームド・コンセントが必要です。インフォームド・コンセントの意義は、最良なケアを提供するために、本人と看取りケアチームとの間で行う合意形成なのです。

3　納得・合意・告知

(1) 合意

インフォームド・コンセントは、本人が自分の治療法を選択するときの手順ですが、治療法のみならずに処方される薬についても、さらに受けるケアについても同様な手順が求められる時代になりました。

手順としては、提供側からすると、十分に説明し、疑問や懸念があるときには説得をして、納得したことを確認したうえで同意を得ることになります。提供を受ける側からすると、丁寧で十分な説明を求め、疑問や疑義がある場合には理解できるまで確認して、納得することです。つまりは、両者の納得を前提として合意することがインフォームド・コンセントです。

（2）告知

インフォームド・コンセントに関連する概念として告知（Notification）があります。告知とは告げ知らせることですが、医療行為だけにとどまらず、ケアについても深く関わるものが告知です。

従前、いや、今でも本人よりも先に家族に病名や予後が告げられることがあります。そもそもは、真実を告知（Truth Telling）、事実を告げるとともに真実を語り合うことが求められています。

（3）告知とインフォームド・コンセント

本人や家族が、事実を正しく理解するための前提がインフォームド・コンセントです。告知とインフォームド・コンセントは、本人の自己決定あるいは自律の原則を護るためのものです。

本人の尊厳を守るためには、真実の告知は欠かせませんし、本人や家族の権利を侵害しないために告知とインフォームド・コンセントが必要です。

（4）看取りケアにおけるインフォームド・コンセント

看取りケアに対するインフォームド・コンセントは、死が近いことの告知あってのことです。医師は死が近いことを告知します。看護師には死が近いことを告知された意味を理解しつつ、本人や家族に対する心理的な支援が求められます。

他者の看取りを見聞きしていたとしても、看取りの告知は本人や家族にとっては不安であり、恐怖や脅威です。心情をも理解しつつ、看取りケアのための正しく完全な情報によってインフォームド・コンセントをしなければなりません。

4-4 清潔保持と感染予防の環境づくりの徹底

看取りケアにおいて、清潔保持と感染予防は極めて基本的かつ重要なケアです。

清潔保持と感染予防は、在宅における看取りケアに限定したことではありませんが、清潔保持と感染予防の基本を体得して、家族にわかりやすく説明することが必要です。

1 感染予防策

感染予防は、細菌・ウイルスを排除し、感染経路を遮断することです。感染予防を徹底するためには、標準予防策（スタンダード・プリコーション）の実践です。標準予防策の基本は、「すべての患者の血液、体液、分泌物、排泄物、創傷皮膚などは感染する危険性があるものとして取り扱う」です。在宅における看護では、感染源となるものを「持ち込まない、持ち出さない、拡げない」の〝3ない〟が重要です。感染予防のため、ケアの手順や内容を考慮することも状況に応じて必要になります。

感染予防の基本は、手洗い、うがいの徹底です。在宅で借用できる手洗い場を確認（確保）して、訪問時の手洗い・うがいを習慣化します。また、看取りケアを行う看護師等が感染しないためには、手袋、ガウン・エプロンの使用、マスク着用を実践します。

環境づくりとしては、まずは、居室の温度・湿度の適切な調整です。清潔で安全に過ごせる療養環境を整備することが必要です。そして、汚物・廃棄物の適切な処理です。汚物・廃棄物の処理は、市区町村のごみ収集方法を確認して厳守します。その際、個人のプライバシーには十分配慮します。在宅医療廃棄物は、関係医療機関での回収あるいは訪問看護ステーションで処理するなどの対応を行います。このような感染予防策は、家族等も感染しないように実践して、家族等の健康維持に配慮します。

《手洗い、うがい》

手洗いは、1処置1手洗いが原則です。1つの処置前後に手洗いを実施することです。感染予防を徹底するために、爪は短く切り、時計は外しましょう。頻繁な手洗いや手指消毒などにより手荒れを起こしやすくなるので手指の保湿ケアも大切です。

■手洗いの手順

①流水で両手を濡らしてから石けんをつけて洗う
②指先、爪の間、指の間～手首まで洗う
③親指と手のひらをねじりながら左右とも洗う
④流水で石けんを洗い流して、ペーパータオルか乾燥した清潔なタオルでよく拭き取り乾かす

■**手指消毒の手順**

①速乾性擦式アルコール消毒薬を手のひらにとる

②手のひら、指先、爪の間、指の間～手首まで手洗いと同じように丁寧に擦る

③乾燥することで薬効がでるため、途中で薬液を拭きとらない

■**うがいの手順**

①約20㎖の水やうがい薬を準備する

②口腔内をブクブクうがいする

③咽頭部までガラガラうがいをする

④ガラガラうがいを繰り返す

2　看護師の感染予防

看護師自身が健康であることが何よりも重要です。

①体調の維持……規則正しい生活を送りつつ、ストレスを緩和するようにすることです。そして、体調を整えることです。手洗い・うがいの励行、バランスのとれた食事、十分な睡眠・休息による体調維持がなにより必要です。

②ワクチン接種……感染症に対する自身の抗体の有無を確認し、抗体のない感染症についてワクチンを接種します。

4-5 死に逝く人の人生に敬意を払うケアの実践

看取り期は人生のラストステージです。看取り期は、医師によって不治の病であると診断を下され、それから先、数週間ないし数ヵ月以内のうちに死亡するだろうと予期される状態になった時期を言います。

1 QOLによる看取りケア

公益社団法人日本看護協会は、高齢者ケア施設で働く看護職員の実態調査を実施し、結果を公表しました（2013年3月4日）。

調査の目的は、介護施設における看護の機能強化をめざしたものですが、調査内容は、看護職員が看取りケアに対して感じている課題が明らかになりました。

2500人ほどの回答者のうち、勤務している施設で看取りケアをした経験がある者は69・7％を占めていました。施設ごとに見ると、介護老人保健施設は65・9％、グループホームは65・9％でしたが、特別養護老人ホームは82・9％と、割合が高くなっていました。

（1）看護師の役割

看取りケアにおいて看護師が意識する対象の1つがＱＯＬです。ＱＯＬとは人生の質ですが、看取りケアではＱＯＬをできる限り維持し、向上させることに主眼を置いた緩和医療など、医療的処置に加えて精神的側面を重視した総合的なケア実践が求められています。

（2）家族の意向を受容したケア実践

本人の意思決定を尊重しつつも、家族への配慮を欠かさないこと、終の棲家である自宅においてケアを実践していく上での看護師の覚悟でもあります。住み慣れたわが家で死を迎えさせたい、この想いは家族の切なる訴えに他なりません。

（3）看取りケアに対する葛藤および心の揺らぎ

現状の医療においては、終末期医療に関する基準は十分ではありませんし、看取リケアについても明らかなガイドラインはありません。

例えば、延命のための医療行為を開始しないこと（医療の不開始）、行っている延命のための医療行為を中止すること（医療の中止）など、悩みは深刻です。

（4）事前の意思表示（リビング・ウイル）

看取りケアは、人間としてしなければならない人間の最期に関わる責務です。それゆえに、看護師の独りよがりなケアであってはなりません。

看護師として互いに連携し、コミニケーションスキルの向上を図り、事前の意思表示（リビング・ウイル）を尊重する看取りケアを実践しなければなりません。

（5）看護師はアドボケーター（代弁者）

看護師は、本人だけのアドボケーター（代弁者）ではありません。家族の代弁者でもあります。死後に家族が後悔の念を抱くことなく、死を受け止めていくことができるよう、家族を支援します。

家族は、悲しみ（グリーフ）や喪失感を感じ、身体的症状や心理的症状が出現することがあります。

特別なケア（グリーフケア）を提供することも、看護師の役割として重要です。こうした意味合いから、看取りのカンファレンスの果たす意義は大きく、特に、前にも述べた偲びのカンファレンスでは、看護師が本人や家族の価値ある代弁者です。

2　ＲＯＬによる看取りケアとは何か

看取りケアの主眼は、ＱＯＬの向上です。ひいては一人ひとりがその人らしい生活を送れるようにすること、意思決定をする自己決定権に裏付けられた尊厳ある生活を送れるように援助することです。

（１）敬意を払うケアの実践

看護師は、ＱＯＬに加えて、看取りケアにおいてはＲＯＬが必要です。ＲＯＬ(Respect of life）とは、人生に深く敬意を表すことです。

看護師には、「Respect of live」、生きることそのものに敬意を持って接し、形だけではなく、honorable（尊敬すべき）な人間として向き合い、さながら生活をともにしている家族としてケアをしていくことが求められます。

（２）看取りケアで留意すること

看取りケアで留意すべきことがあります。

①ベッド臥床

看取り期は、ベッド臥床が主体となりますから、手足の置く位置によって痛みを生じたり、呼吸苦を訴えたりします。

本人の残存筋力がどれくらいであるか理解しておかなければなりませんし、また痛みを生じないポジショニングを理解する必要があります。

②意思を知る

病状の変化により、自分で意思決定をすることが難しくなりますから、何らかの方法でコミュニケーションを図る必要があります。

それには、「はい」、「いいえ」の表現方法を取り決めておき、看護師は「はい」、「いいえ」で表現できる質問でコミュニケーションを図ります。文字盤、コミュニケーションエイド、パソコンなどの機器を用いる意思の伝達手段を工夫する必要があります。

③嚥下障害

全身状態の悪化や加齢により、食べ物や飲み物を飲み込む能力が低下することによって、嚥下障害を起こす可能性があります。

嚥下障害は誤嚥性肺炎を引き起こす可能性が高いため、食事や水分摂取方法を工夫する必要があります。

④家族に対する精神的支援

家族は、看取り期のストレスにさらされています。

家族の心の負担を軽減するために、悩みを聴くなど精神的に支援します。

⑤緊急時対応

急変時は当然のこととして、呼吸器を装着しているときなど異常事態のアラームに関する対応が必要です。医療機関などへの連絡網を取り決めておきます。

4-6 看取りケアの質を高めるためには「共感性」が必要

看護師のスキルは、保助看法で定める療養上の世話および診療の補助ですから、看取りケアにおいても、主たるスキルは療養上の世話および診療の補助です。

しかしながら、看取りケアは決して回復することがない症状に対して処置するとともに、人生の終焉をその人らしく生き抜いていただくためのケアです。

つまりは、その人の立場に立って、生き方を受容することが主たるケアですから、対人関係能力のうち、共感性（sympathy）が主要なスキルになります。

1　共感性のスキルとは何か

他人の体験する感情や心理的状態、あるいは人の主張などを、自分も全く同じように感じたり理解したりすることを共感と言います。

自分とは違う行動をする人や、他の生活様式をする人、さらには違う価値観をどのくらい理解できるか、あるいはそのような人をどの程度理解できるかということです。この理解の幅を共感性と言い、対応できる幅を柔軟性と言います。

（1）共感性の理解

まずは、共感性とは何かを受け止めてください。

①リンカーンの呼びかけ

『なんびとに対しても悪意をいだかず、すべての人に慈愛を持って、神が示し給う正義に堅く立ち、われらの着手した事業を完成するために、努力をいたそうではありませんか』（リンカーン演説集・岩波文庫「第2次大統領就任演説」）

②相手を理解する

共感は自分自身を理解するように相手を理解することです。共感性を高めるためには、「相手の身になり、その人の目を通して、その世界を見る」ことが必要です。そのためには、偏見や思い込みを排除し、相手の意見に耳を傾けることが大切です。

③距離を置く

共感性が高い人は、相手と一定の距離を置くことができます。共感的理解のできる人は、感受性があり、相手と一定の距離を置きながら、相手の感情を正確に理解できる能力を持っています。

④関心を抱く

相手に無関心でないことです。無関心では、「感じることの欠如、あるいは興味関心の欠如」ということになります。

⑤同情する

同情は、相手に「対して」感じることであり、共感は相手と「ともに」感じることです。

⑥共感は無関心と同情の中間

共感は無関心と同情の中間に位置します。

共感は自分の個性を大切にしながら、相手の感情を共有することです。

（2）共感の3つの構成要素

共感とは、コミュニケーションをしている相手の人の感情に気付き、注意深い配慮をもって、それを相手に示す能力のことを指します。共感には3つの要素があります。

①第1の要素

共感的理解のできる人は、感受性があり、相手と一定の距離を置きながら、相手の感情を正確に理解できる能力を持っています。

②第2の要素

共感とはその感情の原因や引き金になった状況を理解することを意味します。

③第3の要素

共感的理解のできる人は、相手の人に「受け入れられているな」、「理解されているな」

と感じられる方法で、相手とコミュニケーションをすることができます。

2 看取りケアにおける共感性

看取りケアにおける共感性は、人生たった一度きりのケアを実践しますから失敗は許されません。そこで、効果的な共感性が求められますし、何にも増して想像力が必要です。在宅で看取りケアを担当する訪問看護師など専門職はケアの専門職ではあっても、死に逝くことを体験したことはありませんから想像力が重要です。

(1) 共感的理解

共感的理解とは、相手の感情に気付き、背景にある状況に注意深い配慮をすることです。なおかつ理解しているだけでは効果的な共感性を発揮することはできません。理解していることを相手の人（本人および家族）に伝えることが必要です。

共感的理解は問題解決につながります。共感性の高い人は問題解決者として、よく考えて行動することができます。共感を高めるためには次の能力が必要です。

①感情や状況を理解する

相手の感情や状況を理解することです。

自分のものの見方で決めつける前に、相手の感情や状況を受容する必要があります。

②傾聴する

相手の話を傾聴することにより、相手の立場で考えていることを伝えることができます。

（2）効果的な共感性を得るために留意すべきこと

①留意すること

留意することがあります。それは、少なくとも次の5つです。

・批判的、忠告的態度をとらないこと
・相手の言っている意味全体を聴く
・感情の高ぶりをおさえる
・フィードバックする（確認する）
・素直なわかりやすい言葉を使う

②ボディ・ランゲージを活用する

話す、聞くという言語的コミュニケーションに加えて、非言語的コミュニケーションが必要になります。非言語的コミュニケーションとは言葉以外の媒体を用いるコミュニケーションです。例えば、声、視線、相手との距離、表情、身振り、手振り、姿勢などです。

（2）想像力を高める

共感性の高い人は、相手の行動を見たときに、その背景にある相手の感情や立場、状況を数多く想像できます。

いろいろな異なる立場から想像しているときには、共感性が高いと言えるのです。共感を高めるためには想像力を高めるコミュニケーションが必要です。

①評価的コミュニケーション……相手の発言に対して、良いか悪いか、あるいは効果的であるかどうかの判断を与える言い方を言います。

②解釈的コミュニケーション……相手の発言を自分なりに解釈して相手と話し合うもの、意味の説明が中心となります。

③探索的コミュニケーション……相手の言わんとしていることをもっと知りたい、深く知りたいと突っ込んで聞いていく話し方を言います。

④支持的コミュニケーション……相手の気持ちや考えを支持し、不安や恐れをやわらげようとする話し方を言います。

⑤理解的コミュニケーション……相手の考えや感情を正しく理解し、受容している状態を示すものです。

4-7 家族からの質問に答えられるようになる「申請と届け出」の基礎知識

在宅の看取りケアを担当していると、家族からあれもこれもと相談されることがあります。実際、死去前後に家族から手続きや届け出に関する相談があるかも知れません。詳しいことは管轄事務所、あるいは担当分野の専門家に確認していただくことにしても、概要や確認程度は承知しておきましょう。

■諸手続、諸届出

看取りケアの生前の最後のケアが最期のケアですが、死が看取りケアの終了ではありません。家族の混乱を受容しつつ、その後の支援も看取りケアそのものです。死後の申請と届け出に対する助言も必要です。

訪問看護師の知見として、死亡診断書、死体検案書は必須ですし、死亡届・火葬許可申請書・埋葬許可書・葬儀・納骨・改葬許可申請書についても、要所や要点程度は要確認です。

■税金

家族にとって税務は死後の対応として欠かすことはできません。訪問看護師が精通する領域ではありませんが、訪問看護ステーションぐるみで顧問税理士による勉強会を開催するなどしておきたいものです。「私の専門ではありません」ではなくて、「税理士にご相談下さい」や「相続税のことですね。訪問看護ステーションの顧問税理士に伺ってみましょうか」程度の会話を家族としてみて下さい。

■公的年金

死後、どのような公的年金があるのか程度は知見として必要です。いずれは訪問看護師自身のことでもありますから、学修してはいかがですか。「会社の方、役所の窓口にご相談してみたらいかがですか」程度は必要なことではないでしょうか。

■遺産相続

相続の手続きはかなり専門的な知識が必要です。相続人の確認などは民法にしたがうことになります。家族の問いかけに安易に応えるのではなく、「弁護士か司法書士にご相談下さい」程度がよいでしょう。

■諸手続、諸届出

手続、届出	確認先等	留意点
死亡診断書	医師	交付
死体検案書	監察医	交付
死亡届	市区町村役場	届出
火葬許可申請書	市区町村役場	申請
埋葬許可書	火葬場	交付
葬儀	葬儀社	手配
納骨	墓地の管理者	依頼
改葬許可申請書	市区町村	・新たな墓地 受入証明書 ・従前の墓地 改葬許可書
戸籍（除籍）	本籍地市区町村	証明
健康保険	年金事務所	資格喪失届
国民健康保険 後期高齢者医療制度	市区町村	資格喪失届
免許証	警察署	返還手続
パスポート	パスポートセンター	届出
カード	クレジット会社等	届出
所得税	税務署	申告手続
葬祭費	市区町村	申請
埋葬料（健康保険）	年金事務所	申請
高額療養費	市区町村 協会けんぽ	申請 申請

■税金

手続	確認先等	留意点
青色申告承認申請	税務署	相続人申請
所得税	税務署	相続人申請
相続税	税務署	相続人申請

■公的年金

手続	確認先等	留意点
年金受給権者死亡届	年金事務所	届出
年金等未支給請求書	年金事務所	申請
遺族基礎年金	市区町村	申請
遺族厚生年金	年金事務所	申請
児童扶養手当	市区町村	申請
労災遺族年金	労基署	申請

■遺産相続

手続	確認先等	留意点
相続人確認	民法	配偶者、直系尊属等
公正証書遺言	公正証書以外 家庭裁判所	遺言者住所を管轄する家庭裁判所申請
遺留分減殺請求書	家庭裁判所	遺留分侵害者申請
相続放棄申述書	家庭裁判所	相続人申請
遺産分割協議書	相続人全員実印	相続人全員
遺産分割調停申立書	家庭裁判所	相続人申請
預貯金	金融機関	相続人申請
有価証券	証券会社等	相続人申請
生命保険	保険会社	受取人申請
不動産	法務局	相続人申請
自動車	陸運局	相続人申請
会員権	ゴルフ場 リゾート会社	相続人申請

あとがき

本書は在宅で最期を迎える方に対する看取りケアの本です。

当たり前のことが当たり前ではない時代を迎えているのかも知れません。例えば、在宅における看護です。

自然界には子が親をケアする摂理はありません。自然界は、子を作ることが親の使命であり、多くは巣立ちまでが親の役割です。

これは種の保存であり、生きとし生けるものの生の連鎖です。これに対して、子が親の面倒をみる慣習は人類が生み出した知恵であり、倫理です。それゆえに、在宅における看取りが当たり前のこととして伝承されてきました。

病院では治療を必要としない患者をいつまでも入院させることはできませんし、それどころか、在院日数の短縮は医療機関における経営の根幹の一つになっています。その結果、在宅ケアに力点が置かれることになるのですが、少子化がもたらす状況として、子がない親もいますし、子が親を自宅でケアをしようとしても共働きなどの状況から容易なことではありません。ここに訪問看護師など在宅看護の専門職の存在と意義があります。

人は最期には一人で旅発ちます。人は誰かに看取ってほしいと望むのではないでしょうか。

家族ぐるみで看取ってほしいと願う人は多いと思います。

住処、生まれ育った実家それとも青春を過ごした故郷の家、人それぞれの家庭事情や懐古の気持ちから死に場所を決めることでしょう。

家族、知人そして隣人が哀しみや慈しみの想いを我がこととして、最期を看取ることなくして看取りケアとは言いません。

看取りケアはたった一度しかありません。看取り期のケアは、「今がその時」なのです。ご自宅で、二度と戻ることがない時間に、誠心のケアをすることが在宅の看取りケアです。人生たった一回の、それも、リハーサルがない、人が人に人として尽くすことができる待ったなしの本番が看取りケアです。

看取りケアは、死に逝く人に対するケアですが、状況や状態に合った適切なケアを実践することは在宅における看護の専門職として当然のことです。訪問看護の専門職とども愛おしい家族の最期を慈しみ、心を込めて行うケアが看取りケアです。

諏訪免典子

〈参考文献〉

◎『もしあなたが「看取りケア」をすることになったら』（諏訪免典子著／ぱる出版刊）
◎『看取りケアの基本スキルがよくわかる本』（諏訪免典子著／ぱる出版刊）
◎『高齢者介護施設の看取りケアガイドブック -「さくばらホーム」の看取りケア実践から』（櫻井紀子著／中央法規刊）
◎『患者・家族に寄り添うアドバンス・ケア・プランニング』（角田ますみ著／メヂカルフレンド社刊）
◎『訪問看護実務相談Q＆A』（一般社団法人全国訪問看護事業協会）

諏訪免典子（すわめん・のりこ）

看護師、介護支援専門員、産業カウンセラー。看護学修士（老年看護学）。日本医科大学付属病院、原三信病院、久我山病院の病棟勤務を経て、訪問看護ステーション所長。NPOシルバー総合研究所において高齢者ケア（主として看取りケアと認知症ケア）に関する調査研究、研修企画運営に携わる。現在は、株式会社ケイツーマネジメントに所属し、ケアコーディネーターとして、企業の健康管理業務に従事する。また、看取りケアおよび認知症ケアに関する看護・介護実践教育を担当。看護系大学において非常勤講師も勤めている。

主な著書に、『地域連携クリティカルパスの進め方』、『困った看護師を一人前にするコミュニケーション術』（小社刊、共著）、『もしあなたが「看取りケア」をすることになったら』、『あなたが始める認知症ケアのプロフェッショナルナース入門』（小社刊）、『認知症の人の見守り・ＳＯＳネットワーク実例集』（中央法規刊、編著）、『メンタルヘルスハンドブック』『ナースのためのＯＪＴその理論と実践』（産労総合研究所刊、共著）、『改訂第２版新生児・小児医療にかかわる人のための看取りの医療』（治療と診断社刊、部分執筆）などがある。

あなたが始《はじ》める、はじめての在宅《ざいたく》看取《みとり》り。

2019年9月24日　初版発行

著　者　諏　訪　免　典　子
発行者　常　塚　嘉　明
発行所　株式会社　ぱる出版

〒160-0011　東京都新宿区若葉1-9-16
03(3353)2835 — 代表　03(3353)2826 — FAX
03(3353)3679 — 編 集
振替　東京 00100-3-131586
印刷・製本　中央精版印刷(株)

ISBN978-4-8272-1202-0　C3036